Dieta Sirt

Informazioni importanti sulla dieta del gene magro per una rapida perdita di peso, fitness e salute

(Il manuale dietetico Sirtfood Dimagrimento sano e intelligente)

Teodoro de Martino

TABELLA DEI CONTENUTI

Base Della Dieta Sirt

Le persone che fanno sport sanno che la regola più importante per imparare e diventare abili con il tempo è imparare i fondamentali. Questo è il termine che generalmente viene usato per le discipline sportive o artistiche, ma può essere esteso a molte altre discipline, perché la conoscenza delle tecniche fondamentali è essenziale per il progresso a lungo termine.

Come possiamo implementare questa dieta? Due scienziati hanno lavorato sulle Zone Blu e sulle sirtuine per comprendere un regime alimentare che può cambiare la qualità della nostra vita.

È più di un elenco di cibi da mangiare; è più uno stile di vita sano in cui i pasti devono essere preparati in modo da ottenere il massimo vantaggio e fornirci energia e sazietà. Non sono necessari integratori costosi, procedure complicate o assunzioni di cibi esotici e introvabili; invece, ci sono poche regole semplici da seguire che possono essere trovate in qualsiasi supermercato.

Base n.1: Mangiare molti cibi Sirt Se dovessimo riassumere tutte le diete, sarebbe sicuramente mangiare molti cibi Sirt. Perché sono responsabili della produzione e dell'attivazione delle sirtuine, dovrebbero essere presenti nella nostra dieta ogni giorno.

Il consumo di una quantità significativa di cibi Sirt combatte l'invecchiamento cellulare, i tumori, l'obesità e tutte le malattie degenerative, indipendentemente dalla quantità di esercizio o dall'apporto calorico.

Gli integratori ci fanno sorgere la domanda: Perché le qualità nutrizionali di Sirt non possono essere incorporate nei nostri integratori?

È strano che nessuno ci abbia mai pensato in un mondo dove nuovi prodotti vengono creati per ogni scoperta e le cure miracolose vengono vendute.

In realtà, numerosi studi hanno dimostrato che l'unico metodo dimostrato per avviare il processo di produzione e attivazione delle sirtuine è l'assunzione di cibi con le caratteristiche.

Inoltre, consumando cibi Sirt, diminuiamo il consumo di cibi fritti, dolci e farine raffinate.

I cibi Sirt sono quindi i nostri protagonisti del capitolo.

Sono piacevoli, comuni e ben noti.

Di seguito è riportata una lista completa di alimenti per una migliore conoscenza e una migliore comprensione di come possiamo integrarli nella nostra vita quotidiana.

• Peperoncino degli occhi dei gatti

Questo peperoncino di specie Capsicum Annuum ha una forma conica e appuntita, e le sue dimensioni sono di 3-4 cm. Uno dei più comuni nelle nostre aree, apprezzato per il suo profumo fruttato e piccante. La luteolina miricetina, che aiuta la secrezione di succhi gastrici e facilita la digestione, è ricca di questo peperoncino. Tuttavia, migliora la circolazione, protegge le pareti del cuore, è un vasodilatatore e aiuta a ridurre il colesterolo grazie ai semi che contengono sostanze che rinforzano i vasi sanguigni.

È antiinfiammatorio e allevia i dolori reumatici. In medicina naturale, viene spesso macerato nell'alcool e quindi applicato sulle aree doloranti del corpo.

La sostanza che lo rende così piccante è la capsaicina, che anche svolge le funzioni digestive. La vitamina C presente nel peperoncino protegge dall'infezione, dal raffreddamento e dall'influenza. Secondo alcuni studi, funziona bene anche come antistaminico e antiasmatico. È ricco di vitamina E e aumenta il vigore sessuale.

• Grano amaro

Spesso chiamato grano nero. Una pianta a fiore appartenente alla famiglia delle Poligonacee. Ha molte somiglianze con le specie dello stesso gruppo in termini di uso e caratteristiche, quindi è disponibile per l'acquisto. Il grano saraceno è un potente attivatore di sirtuine perché ha molti valori nutritivi che lo distinguono dagli altri cereali. Per cominciare, è un cereale con un alto contenuto proteico e un basso contenuto glicemico come carboidrato. Uno degli amminoacidi più importanti, il carico di lisina è superiore a tutti gli altri cereali e all'ovo, uno degli alimenti più proteici in natura. È privo di glutine e non contiene glutine, ma è anche più ricco di amidi e può essere consumato dai diabetici. Inoltre, fibre, minerali, fosforo, calcio, ferro, rame, magnesio, manganese e potassio sono tutti contenuti nel grano saraceno. Inoltre, contiene numerose

vitamine del gruppo B, come B1, B2, PP e
B5.

• CAPPERI

Dall'erba si consumano i boccioli, noti
come capperi, e raramente i frutti, noti
come cucunci. Si conservano sotto sale,
aceto e olio. Anche se sono composti
principalmente da acqua e solo un
piccolo contenuto di proteine, fibre e
carboidrati, sembrano insignificanti.
Sono utili perché contengono molti sali
minerali come sodio, calcio, ferro,
fosforo, selenio, magnesio, zinco e rame;
vitamina (A, B, C, E, K e J; betacarotene);
e rutina e quarcetina, flavonoidi
antiossidanti che supportano il
metabolismo e combattono il
colesterolo. La quercina è un potente

7

antinfiammatorio con capacità antitumorali.

La salute cardiovascolare e il metabolismo sono entrambi migliorati dalla rutina. La loro applicazione è adatta a qualsiasi pietanza salata. Non solo riduce la flatulenza e il mal di stomaco, ma aiuta anche la digestione.

• SEDANO

Il sedano è un ortaggio che ha molteplici utilizzi. Con il suo sapore delicato e piacevole, è adatto a molteplici preparazioni culinarie. È un prodotto a basso contenuto calorico eccellente per aiutare a perdere peso, poiché contiene il 90% di acqua. Ricorda di essere una fonte di calcio, potassio, magnesio, fosforo, vitamina C, vitamina K, vitamine di gruppo B e vitamina E.

Inoltre, contiene luteina, un antiossidante che protegge le funzioni cerebrali. Questo può essere vantaggioso per le persone che soffrono di ipertensione arteriosa.

• CACAO

Oltre al suo gusto eccezionale, il cacao è un'ottima fonte di glucidi, proteine, lipidi e sali minerali. Contiene sostanze come feniletilamina, caffeina, teobromina, tiramina e serotonina (l'ormone di felicità). La caffeina e la teobromina aiutano a rimanere svegli e concentrati, mentre la serotonina e la tiramina sono antidepressivi naturali.

Cacao ha proprietà antiossidanti che combattono i radicali liberi, il che lo rende un'ottima opzione per le persone che soffrono di ernia iatale. Il cacao amaro o fondente deve essere consumato senza zuccheri o aggiunte per ottenere i suoi benefici. Naturalmente, può essere aggiunto a molte ricette, ma è migliore consumarlo nella sua forma pura. Si prega di tenere a mente i seguenti rischi:

- Poiché è molto energetico, non può essere consumato in grandi quantità. Un quarto al giorno è sufficiente.

- Non è adatto ai bambini nei primi tre anni. È allergico e iperstimolante.

Allo stesso modo, le donne che allattano dovrebbero evitarlo.

- Ha caffeina, che funziona come stimolante. Le dosi dovrebbero essere ridotte perché può causare insonnia e nervosismo in persone che ne sono a rischio.

• CAFFÈ

È la seconda bevanda più consumata al mondo e fa parte della famiglia delle Rubiacee. Dopo 15 minuti di tostatura, i semi estratti diventano di colore verde chiaro e poi assumono l'aspetto che conosciamo. La specie della pianta, il luogo di coltivazione e la tostatura dei semi determinano le sue caratteristiche. Ha caffeina. Molti altri vegetali, come il tè, la guarana, le noci di cola, il cacao e altri, contengono questa potente sostanza con molte proprietà farmacologiche ben note. Tuttavia, le concentrazioni sono inferiori. Una metilxantina, la caffeina stimola il sistema nervoso centrale e migliora l'attenzione. Ci aiuta a svegliarci dopo una nottata, ma l'azione antiossidante dell'acido clorogenico, dell'acido caffeico e della melanoide ci mantiene giovani. Il cacao e il caffè hanno tutti alcune cose che non vanno bene. È in grado di aumentare la pressione arteriosa, peggiorare la condizione di gastriti o ulcere nel corpo, causare insonnia e agitazione nei soggetti portati. La caffeina ha effetti termogenici e vitalizzanti sulle persone senza malattie preesistenti, che sono essenziali per mantenere il peso forma e la salute fisica. Il consumo eccessivo di caffeina può essere dannoso, quindi è importante evitare di abusarne. Il consumo di tre o cinque tazzine al giorno è sufficiente per consentire al corpo di accumulare e metabolizzare la caffeina in un solo giorno senza causare danni.

• Olio vegetale extra vergine

Questo olio alimentare viene estratto dalle olive e dagli olivi. A differenza di altri oli delle olive, questo olio viene estratto dalla sansa di olive attraverso l'estrazione con solvente e viene spremuto meccanicamente. Ha un alto contenuto di grassi monoinsaturi e fa parte della tradizione culinaria del Mediterraneo. È particolarmente benefico perché contiene idrossitirosolo e oleuropeina. Per evitare l'ossidazione bisogna conservarlo in un contenitore d'acciaio oppure nelle bottiglie verde scuro. Viene consigliato anche ai neonati, perché contribuisce alla formazione delle ossa, al processo di mielinizzazione del cervello. Non è meno importante per le persone adulte, l'olio d'oliva aiuta a limitare le infezioni, protegge le arterie e il cuore, riduce l'invecchiamento e abbassa il colesterolo. La vitamina E invece protegge da decalcificazione, fratture o osteoporosi.

- TÈ VERDE MATCHA

Il tè verde matcha ha un gusto lievemente amarognolo. Le foglie subiscono lavorazione minima, vengono solo raccolte e macinate, cosi mantengono tutte le proprietà organolettiche e nutrizionali. Questo tè è ricco di antiossidanti, calcio, polifenoli, proteine, potassio, clorofilla e vitamine.

Anche se è un forte stimolante, è più blando rispetto caffè, perché la teina ha meno impatto rispetto la caffeina. I vantaggi sono davvero molti: ricco di antiossidanti, regola il metabolismo, disintossicante, è un coadiuvante nel bruciare i grassi, rinforza il sistema immunitario, è digestivo, drenante molto forte, agisce positivamente sul sistema nervoso, riduce lo stress, stimola concentrazione e riduce il rischio di malattie cardiache. Con quasi totale assenza di calorie.

• CAVOLO RICCIO

Conosciuto anche come Kale, è una tipologia ottenuta solo tramite coltivazione, non è possibile trovarlo selvatico. A differenza di alcuni cavoli, qui si usano solo le foglie, di un colore verde scuro. Principalmente si usa per fare le zuppe, minestre e stufati, ma possiamo mangiarlo anche crudo o arrostito in forno. Non è facile da reperire, perché il suo consumo è maggiore all'estero che in Italia. La differenza tra lui e il suo parente cavolo nero, è la maggiore concentrazione di nutrienti. È ricco di antiossidanti, carotenoidi e le vitamine C, gruppo B e K, quercitrina, rame, manganese, calcio, fibre, rame e potassio. Ha le proprietà che aiutano a combattere l'invecchiamento, è un antiinfiammatorio e antitumorale. Aiuta a proteggere le vie urinarie.

Succo Di Sedano

Ingredienti:

1 limone sbucciato

1/2 tazza di acqua filtrata

Un pizzico di sale

8 gambi di sedano con foglie

2 cucchiai di zenzero fresco

Istruzioni:

Aggiungere tutti gli ingredienti in un frullatore e frullarli fino an ottenere un composto omogeneo. Filtrate il succo con un colino a maglie fini e trasferitelo in due bicchieri. Servete immediatamente.

Aggiungere Polifenoli

Le cose diventano davvero interessanti ora. L'ormesi colpisce tutti gli esseri viventi, ma finora è stato ignorato che colpisce anche le piante. 2 Anche se di solito non consideriamo le piante, per non parlare degli esseri umani, come organismi viventi, condividiamo risposte chimiche simili in termini di come rispondiamo al nostro ambiente.

Ha senso considerare come tutti gli organismi viventi si siano evoluti per affrontare stress ambientali comuni come la fame, il calore, la mancanza di sostanze nutritive e l'attacco degli agenti patogeni, nonostante possa sembrare incredibile.

Se già questo è difficile da capire, preparatevi alla parte più creativa. In effetti, le piante hanno reazioni allo stress più complesse delle nostre. Pensateci: Quando abbiamo sete e fame, possiamo cercare cibo e bevande; Possiamo ripararci all'ombra se fa troppo caldo. Le piante sono incapaci di sopportare tutte queste minacce e stress fisiologici perché sono stazionarie nel contesto globale. Di conseguenza, negli ultimi miliardi di anni, hanno sviluppato un sofisticato sistema di risposta allo stress che ha ridotto tutto ciò di cui possiamo vantarci. Il modo in cui lo fanno è attraverso la produzione di polifenoli, una varietà di sostanze chimiche vegetali naturali che gli consentono di adattarsi e sopravvivere nel loro ambiente. Mangiamo anche i polifenoli nutritivi. Il loro impatto è significativo: potenziano la nostra reazione naturale allo stress. In questo caso stiamo parlando delle stesse sostanze che si attivano durante il digiuno e durante l'esercizio: sirtuine

Il termine "ormesi" si riferisce a quando una pianta modifica questo meccanismo di risposta allo stress. Inoltre, i risultati sono innovativi. Lasciamo che le piante facciano il lavoro duro perché non dovremo farlo. Infatti, questi composti vegetali naturali sono ora noti come mimetici limitanti calorici a causa della loro capacità di indurre gli stessi cambiamenti positivi nelle nostre cellule, come la combustione dei grassi, che avviene durante il digiuno. Fornendoci sostanze più complesse di quelle che non riusciamo a produrre noi stessi, producono un valore superiore a tutto ciò che può essere ottenuto esercitandoci o digiunando.

SirtfOOD

Mentre tutte le piante possiedono questi sistemi di risposta allo stress, solo alcune piante si sono sviluppate per produrre polifenoli che attivano la sirtuina in grandi quantità. Stiamo parlando di alcune piante, chiamate Sirtfoods. La loro scoperta suggerisce che ora abbiamo un metodo innovativo per attivare le cellule sirtuine invece di regimi di digiuno severi o programmi di esercizio impegnativi: mangiare molto cibo Sirt. Soprattutto, questo significa mettere il cibo (Sirt) sul vostro piatto e non toglierlo!

È così incredibilmente semplice che sembra esserci qualcosa sotto. In realtà, non è così. Questo è il modo in cui la natura vorrebbe che noi mangiassimo, piuttosto che tenere d'occhio il nostro stomaco o il conteggio delle calorie della dieta moderna. Molti di voi che hanno provato questi cibi infernali, in cui c'è una perdita di peso iniziale fino a quando il corpo non si ribella e il peso si accumula di nuovo, hanno sicuramente provato a soffrire al pensiero di un altro libro con la temuta parola "d". Tuttavia, noti questo: L'approccio dietetico attuale ha solo 150 anni; I sirtfood sono nati oltre un miliardo di anni fa. Con questo in mente, sarai probabilmente interessato a scoprire quali sono i criteri di Sirtfoods per un determinato alimento.

Crea Una Dieta Efficace

Con la dieta sirtfood, stavamo facendo qualcosa di completamente diverso. Abbiamo raccolto i Sirtfood più forti del mondo e li abbiamo combinati per creare un modo di mangiare completamente nuovo che non era mai stato visto prima. Abbiamo creato una dieta campione del mondo scegliendo il "meglio del meglio" delle diete più sane che abbiamo mai visto. La buona notizia è che non è necessario cucinare come una mamma italiana o seguire immediatamente la dieta tipica di Okinawa. che la dieta Sirtfood non solo non è fattibile, ma è anche completamente inutile. In effetti, la lista dei Sirtfoods potrebbe essere influenzata dalla loro familiarità. Molto probabilmente ne stai già mangiando alcuni degli alimenti della lista, anche se non ne starai mangiando tutti. E come mai non perdi già peso? La risposta può essere trovata esaminando i vari componenti che la scienza della nutrizione più innovativa ha dimostrato essere necessari per creare una dieta che sia realizzabile. Si tratta di mangiare abbastanza Sirtfoods, di varietà e di forma. Si tratta di aggiungere porzioni significative di proteine ai piatti Sirtfood e poi godersi i pasti al momento più bello della giornata. Inoltre, si tratta della libertà di scegliere di mangiare quanto vuoi di cibi genuinamente salati.

La maggior parte delle persone semplicemente non mangia abbastanza sirtfood per avere un effetto brucia grassi salutare. I ricercatori hanno scoperto che gli individui nella dieta statunitense assumevano solo 13 milligrammi al giorno di nutrienti che attivano la sirtuina (quercetina, miricetina, kaempferolo, apigenina e luteolina) al giorno. Tuttavia, l'assunzione media dei giapponese era sette volte superiore, secondo la nostra sperimentazione sulla Dieta Sirt, in cui le persone consumavano centinaia di milligrammi al giorno.

Quando parliamo di una rivoluzione alimentare completa, intendiamo aumentare fino a cinquanta volte l'assunzione giornaliera di nutrienti che attivano la sirtuine. Sebbene tutto questo possa sembrare irrealizzabile, è in realtà tutto vero. Puoi raggiungere facilmente ed efficacemente il livello di assunzione necessario per raccoglierne tutti i benefici prendendo tutti i nostri migliori Sirtfoods e combinandoli in un modo completamente adatto alla vita impegnativa.

Il potere della coesione

Crediamo che sia meglio consumare una vasta gamma di questi nutrienti miracolosi attraverso alimenti completamente naturali. Questi nutrienti funzionano bene insieme a centinaia di altre sostanze vegetali bioattive naturali per migliorare la nostra salute insieme.

Pensiamo che sia più semplice lavorare con la natura piuttosto che contro di essa. È per questo motivo che gli integratori nutritivi isolati non durano a lungo. Al contrario, quando lo stesso nutriente viene fornito come parte di una dieta completa, dura più a lungo.

Per esempio, prendiamo il noto resveratrolo nutritivo, che attiva la sirtuine. Anche se il vino rosso non è facilmente assorbito, la sua biodisponibilità (quanta può utilizzare il corpo) è almeno sei volte superiore alla sua matrice alimentare naturale. Inoltre, il vino rosso contiene molti polifenoli come piceatannolo, quercetina, miricetina, epicatechina e altri che attivano le sirtuine per produrre effetti benefici. Oppure potremmo concentrarci sulla curcuma e sulla curcumina. Sebbene la curcumina sia ampiamente riconosciuta come il principale nutriente attivatore delle sirtuine della curcuma, le ricerche mostrano che la curcumina insieme alla curcumina ha un'attività

PPAR superiore nella lotta alla perdita di grasso, nell'inibire il cancro e nell'abbassare i livelli di zucchero nel sangue. È semplice comprendere perché l'isolamento di un singolo nutriente non è neanche lontanamente più vantaggioso rispetto al consumo del nutriente in sua interezza come parte della propria dieta.

Tuttavia, aggiungere più alimenti sirt è ciò che rende davvero un approccio dietetico diverso. Ad esempio, integriamo il resveratrolo in Sirtfood ricchi di quercetina per aumentare la biodisponibilità degli alimenti contenenti resveratrolo. Le loro azioni si completano a vicenda. Sebbene entrambi siano bruciatori di grassi, ci sono alcune differenze nel modo in cui funzionano. La quercetina è eccezionale nel prevenire la formazione di nuove cellule di grasso, mentre il resveratrolo aiuta a distruggere le cellule adipose esistenti. Queste sostanze hanno un impatto maggiore sulla perdita di grasso rispetto all'assunzione di grandi quantità di un alimento perché attaccano il grasso sia da solo che da entrambe le parti.

Questo trend è sempre più evidente. Gli alimenti ricchi di apigenina, un attivatore di sirtuine, aumentano l'assorbimento e l'attività della quercetina dal cibo. L'attività dell'epigallocatechina gallato (EGCG) e la quercetina funzionano insieme. È stato dimostrato che l'EGCG e la curcumina funzionano bene insieme. e di conseguenza. Non solo i singoli alimenti integrali sono più ricchi di nutrienti rispetto ai nutrienti isolati, ma combinando i Sirtfoods, possiamo accedere an un'ampia gamma di benefici di salute che la natura ha fornito - così complesso che è difficile superarlo.

Alimenti e estratti:

La dieta Sirtfood combina cibo ed estratti, ottenendo il meglio di entrambi. Qui stiamo parlando di succhi fatti direttamente con uno spremiagrumi.

Frullatori o centrifughe, come il NutriBullet, non funzionano bene per questo tipo di succhi. Quando la barra viene spremuta, questo può sembrare contraddittorio per alcuni. Tuttavia, questo è esattamente ciò che desideriamo per il verde a foglia.

I polifenoli non estraibili (NEPP) rientrano in questa categoria. Questi polifenoli sono attaccati alla parte fibrosa del cibo e contengono attivatori delle sirtuine. Solo quando sono ripartiti dai nostri batteri intestinali buoni, possono essere rilasciati. Non otteniamo i NEPP rimuovendo la fibra, che riduce la loro efficacia. È fondamentale sottolineare che il contenuto di NEPP varia notevolmente a seconda del tipo di impianto. La qualità dei NEPP in alimenti come noci, frutta e cereali è notevole e dovrebbe essere consumata completamente. Le fragole contengono più del 50% dei polifenoli dei NEPP! Tuttavia, le verdure a foglia, che sono i componenti attivi del succo di Sirtfood, hanno un basso contenuto di fibre.

Quindi, quando si tratta di verdure a foglia verde, otteniamo il massimo dal nostro cesto spremendole ed eliminando la fibra a basso contenuto di nutrienti, assicurandoci di usare quantità ancora più grandi e ottenere un colpo eccezionalmente concentrato di polifenoli per attivare la sirtuina.

Frullarle ha un altro vantaggio. Gli alimenti a foglia verde contengono una fibra insolubile che funziona come digestivo.

Tuttavia, può causare irritazione e danni al rivestimento intestinale come se ne avessimo qualcos'altro. Ciò suggerisce che gli alimenti a foglia verde, siano frullati o non frullati, contengono una quantità eccessiva di fibre, che può aggravare o addirittura causare la sindrome dell'intestino irritabile (IBS) e ostacolare il nostro assorbimento dei nutrienti.

Quando si tratta di assorbire per i loro benefici, avere alcuni dei tuoi Sirtfoods in succo può anche avere grandi vantaggi. Per esempio, il succo verde contiene tè verde matcha. L'attivatore di sirtuine EGCG, che è presente in alti livelli nel tè verde, viene assorbito al 65% quando viene consumato in bevande senza cibo. Inoltre, ricordiamo il passaggio dai frullati ai succhi verdi, che ha portato a cambiamenti significativi nei loro livelli di altri nutrienti essenziali come l'acido folico e il magnesio quando abbiamo eseguito esami del sangue sui nostri pazienti.

Nel complesso, l'espansione delle cellule sirtuine è essenziale per il benessere e la perdita di peso significative; per ottenere il massimo vantaggio, dobbiamo creare una dieta che include succhi e cibi integrali.

La vitalità delle proteine

I pasti Sirtfood derivano dalle piante, ma dovrebbero essere ricchi di proteine per fornire il suo apporto completo. È stato dimostrato che la leucina, un componente della proteina dietetica, ha ulteriori benefici stimolando SIRT1 ad aumentare la combustione dei grassi e ad aumentare il controllo della glicemia. Tuttavia, la leucina ha anche un'altra funzione, ed è qui che il suo rapporto con Sirtfoods è davvero notevole. La leucina promuove l'anabolismo (costruzione di cose) nelle cellule, in particolare nel muscolo, che richiede molta energia, quindi i mitocondri devono lavorare molto. Ciò significa che Sirtfoods devono funzionare nelle nostre cellule. Come avrete notato, uno degli effetti di Sirtfoods è la stimolazione dello sviluppo di più mitocondri, il loro aumento dell'efficienza e il loro processo di combustione dei grassi come combustibile. Quindi, i nostri corpi ne hanno bisogno per soddisfare questa quantità aggiuntiva di energia. Il risultato è che combinare Sirtfood con proteine alimentari migliorerà l'attivazione della sirtuina, il che alla fine ti porterà a bruciare i grassi per aiutare a crescere i muscoli e avere una migliore salute. Per questo motivo, i pasti del libro dovrebbero includere una quantità significativa di proteine.

L'olio, ricco di acidi grassi omega-3 e ricco di proteine, è un'ottima opzione per aumentare l'apporto proteico di Sirtfoods. Senza dubbio avrete sentito molto parlare dei vantaggi degli oli, in particolare degli oli omega-3. Secondo ricerche recenti, il miglioramento del funzionamento dei geni della sirtuina potrebbe essere la fonte dei benefici dei grassi omega-3.

Nel corso degli ultimi anni, sono emerse domande sugli effetti dannosi che una dieta ricca di proteine può avere sulla salute delle persone. Ora che non ci sono alimenti ricchi di sirt per bilanciare la proteina, possiamo iniziare a capire perché. Leucina ha potenzialmente due lame. Sirtfoods sono necessari per aiutare le nostre cellule a soddisfare la domanda metabolica della leucina. Tuttavia, senza di loro, i mitocondri possono diventare instabili e alti livelli di leucina potrebbero portare all'obesità e all'insulino-resistenza, piuttosto che migliorare la salute. I Sirtfoods non solo mantengono sotto controllo gli effetti della leucina, ma funzionano anche bene per noi. Pensate alla leucina come an un motore per la perdita di peso e il benessere, con i Sirtfoods che assicurano che la domanda aumenti. Senza i Sirtfoods, il motore si accende.

Non mangiare troppo presto

Quando si tratta di mangiare, la nostra convinzione è che è meglio anticiparlo e finire di mangiare entro le 19:00 per il resto della giornata. Ci sono due livelli di spiegazione. Prima di tutto, per trarre vantaggio dal potere saziante naturale di Sirtfoods. È molto più vantaggioso mangiare un pasto che ti fa sentire pieno, soddisfatto e felice mentre vivi la giornata che passare l'intera giornata affamato, solo per mangiare e rimanere pieno mentre dormi tutta la notte.

Tuttavia, c'è un'altra buona ragione per cui dovresti seguire un ritmo alimentare coerente con il tuo orologio interno del corpo. Il nostro ritmo circadiano, che regola molte delle normali funzioni del nostro corpo durante il giorno, è controllato da un orologio interno che tutti noi abbiamo. Il modo in cui il nostro corpo gestisce il cibo che consumiamo ne è un esempio. I nostri orologi funzionano in sincronia, soprattutto se guardiamo i segnali della luce del sole giorno e notte. Come specie diurne, siamo programmati per essere attivi durante il giorno piuttosto che di notte. Di conseguenza, il nostro orologio corporeo ci fa gestire il cibo in modo più efficiente durante il giorno, quando è leggero e ci si aspetta di essere attivi, e meno durante la notte, quando siamo pronti a riposare e a dormire.

Il problema è che molti di noi hanno "orologi sociali" e "orologi da lavoro" che non sono sincronizzati con l'energia solare. Dopo il tramonto, an alcuni di noi è spesso l'unica occasione per fare un pasto. Il nostro orologio del corpo può essere allenato a sincronizzarsi con diversi orari, come "cronotipi serali" che preferiscono o hanno bisogno di essere attivi, mangiare e dormire più tardi durante la giornata. Tuttavia, vivere lontano dal ciclo esterno chiaro-scuro ha dei costi. Gli studi mostrano che le persone con il cronotipo serale sono più sensibili all'accumulo di peso, alla perdita muscolare, ai disturbi metabolici e a volte hanno difficoltà a prendere sonno. Questo è esattamente il caso dei dipendenti che lavorano la notte, che hanno livelli più elevati di obesità e malattie metaboliche, in parte a causa delle loro abitudini alimentari invecchiate.

Di conseguenza, è meglio mangiare all'inizio della giornata, possibilmente entro le 19:00. Cosa succede se questo non è possibile? La buona notizia è che le sirtuine svolgono un ruolo importante nel mantenere l'orologio del corpo sincronizzato. La ricerca ha scoperto che i polifenoli presenti in Sirtfoods hanno la capacità di regolare il nostro orologio del corpo e migliorare il nostro ritmo circadiano. Pertanto, nel caso in cui non si possa fermare e si debba mangiare più tardi, l'aggiunta di Sirtfood al pasto ridurrà gli effetti negativi. In effetti, uno dei commenti più comuni che riceviamo dai seguaci della Dieta Sirt è che hanno notato miglioramenti nella qualità del loro sonno, il che indica un potente effetto sulla loro regolazione del ritmo circadiano.

Come perdere peso accelerando il metabolismo?

Il millennio è pieno di persone sovrappeso e obese. La maggior parte di questi problemi deriva da un consumo eccessivo di grassi. Sfortunatamente, all'inizio, l'obesità non è percepita come un processo doloroso; l'aumento di grasso sembra impercettibile e a volte fa sentire bene.

Il sovrappeso cresce lentamente. All'inizio, l'eccesso di peso non è notevole e può essere attribuito a cambiamenti legati all'età, ma con l'età può diventare più evidente.

Gli scienziati attuali hanno affermato che i depositi di grasso sui fianchi e sulla vita iniziano a manifestarsi entro 3 ore dopo aver mangiato, mentre in precedenza si pensava che si manifestassero dopo 10-12 ore. I ricercatori hanno scoperto che, un'ora dopo aver mangiato cibo spazzatura, le gocce di grasso entravano nelle cellule adipose e si depositavano in esse. Dopo cena, la maggior parte delle persone lascia il 50% del proprio cibo. In altre parole, se mangi circa trenta grammi di grassi, puoi essere sicuro che circa due o tre cucchiaini di grasso si depositeranno sulla tua vita, aumentando i centimetri di girovita. Se ne mangi più, il grasso rimanente si accumulerà anche sui glutei e sui fianchi.

Le cellule del tessuto adiposo nelle aree in difficoltà percepiscono rapidamente il grasso trasportato nel sangue. Si pensava che il tessuto adiposo si depositasse passivamente nell'organismo, una sorta di "deposito" di grassi. Nonostante ciò, non lo è. Il tessuto adiposo partecipa al metabolismo assorbendo il grasso dal sangue e estrapolandolo principalmente dai carboidrati.

Le persone in sovrappeso possono avere una varietà di motivi. Alcuni individui sono obesi perché hanno mangiato troppo durante l'infanzia, altri individui sono obesi per ereditarietà e altri individui continuano a mangiare cibo spazzatura.

Le donne aumentano di peso durante la gravidanza e, se non seguono una dieta sana durante questo periodo, possono continuare a guadagnare peso anche dopo il parto.

L'intensità dei processi metabolici diminuisce con l'inizio della menopausa (all'età di circa 50 anni), il che, combinato con un eccesso di nutrizione, porta anche all'obesità. Di conseguenza, più donne sono in sovrappeso rispetto agli uomini con problemi simili. L'obesità eccessiva danneggia il cuore, i vasi sanguigni, il fegato, le articolazioni e la colonna vertebrale e il diabete e molte altre malattie.

Il consumo di cibo in eccesso è responsabile del 70-75 % dei casi di obesità, causando un disequilibrio tra la quantità di energia fornita e il consumo energetico dell'organismo. È stato dimostrato che l'eccesso di peso è incompatibile con la buona salute, quindi è necessario ridurre il valore energetico della dieta e aumentare il consumo di energia attraverso l'attività fisica. I risultati migliori saranno sempre ottenuti con questo metodo verificato.

Molte diete sono state sviluppate negli ultimi anni, ma non tutte sono basate sulla scienza. Ho scritto molti libri su questo argomento e alcuni regimi alimentari, come la dieta Sirt, la dieta chetogenica o il digiuno intermittente, sono veramente validi, ma altri, soprattutto se seguiti senza un piano alimentare o un programma salutare specifico, potrebbero far perdere peso da una parte, ma anche causare altri problemi, anche gravi, da In effetti, molte donne seguono diete drastiche senza essere seguite da un nutrizionista o da un medico e senza nemmeno aver letto un libro sull'argomento.

Invece, dovrebbe essere sempre consapevole di ciò che si sta facendo e aver letto almeno un po' di libri sull'argomento. In effetti, una perdita di peso significativa o eccessiva può avere un impatto significativamente negativo sull'aspetto: La pelle perde elasticità, levigatezza, rughe e il mento si incurva, per non parlare degli effetti negativi che possono influenzare la salute.

Non superare mai il contenuto calorico indicato dalla dieta, assicurandosi che il cibo fornito al corpo corrisponda al consumo energetico necessario e osservando sempre la regola d'oro della cucina, che è che il cibo dovrebbe essere gustoso, sano e non solo ipocalorica.

Una corretta alimentazione sistematica che consente di risvegliare il tuo metabolismo è un metodo molto più sicuro per perdere peso. Attraverso l'utilizzo di una vasta gamma di prodotti, puoi ottenere una notevole perdita di peso mantenendo allo stesso tempo un valore nutrizionale appropriato. Solo una corretta dose è necessaria. Nella maggior parte dei paesi del mondo, la dieta più accettabile è quella di mangiare cinque volte al giorno, quindi mangiare tre pasti principali e due spuntini al giorno ogni due o tre ore.

Ciò è dovuto al fatto che durante questo intervallo di tempo, la digestione è quasi completamente terminata e l'appetito ricompare. Allo stesso tempo, lo stomaco non è più sovraccarico, il che significa che devi lavorare più spesso ma con meno cibo. Ciò consente al metabolismo di funzionare al meglio.

Il problema delle persone in sovrappeso non è solo il fatto di non sembrare attraenti fisicamente, ma anche il fatto che sono meno in grado di concentrarsi e lavorare, stanno più lentamente e possono sviluppare una serie di malattie e disturbi. Sebbene tutti sappiano che gli eccessi di cibo sono dannosi, non tutti sono consapevoli del fatto che mangiare 100 grammi di pane in più ogni giorno può portare facilmente an un aumento di 7 chilogrammi in un anno se si ha un metabolismo lento e una predisposizione al sovrappeso. Sfortunatamente, molte persone sviluppano l'abitudine di fare un pranzo abbondante fin dall'infanzia e questo inizia con abitudini negative acquisite dalla famiglia genitoriale che si protraggono in gravi problemi nei casi più gravi.

Per garantire che la perdita di peso non causi irritabilità o fame, devi seguire alcune regole se decidi di iniziare una dieta sana.

Ti assicuro che contare le calorie e rifiutarsi di mangiare non è affatto necessario per perdere peso. Solo dovresti bruciare più calorie di quanto consumi. Ad esempio, potresti aver mangiato circa 1.500 kcal al giorno, ma potresti aver bruciato 2.000 kcal a causa dell'attività fisica o del movimento. Questo equilibrio è considerato il più efficace e sicuro dagli esperti.

In genere, ti assicuro che il rifiuto di mangiare o l'assunzione di cibo spazzatura causa irritabilità, cattivo umore, scarso rendimento e un metabolismo lento. Pertanto, dovresti mangiare cibi a bassa densità calorica come verdura e frutta, che sono anche ricche di sali minerali e vitamine, e mangiare piccole porzioni piuttosto che evitare completamente di mangiare. Ad esempio, puoi aumentare la quantità di succhi verdi di frutta e verdura fresca o broccoli e spinaci. Questi alimenti sono pieni di vitamine e minerali, quindi soddisferanno la tua fame per un lungo periodo di tempo e miglioreranno la tua salute e i processi metabolici.

Come detto, ci sono alimenti che accelerano il metabolismo e aiutano a bruciare grasso in eccesso. Questi sono:

Storie divertenti: come lo zenzero, la cannella, il pepe di cayenna e il pepe nero, che aiutano a bruciare i grassi obbligando il corpo a lavorare, accelerando il metabolismo. Gli studi hanno dimostrato che un quarto di cucchiaino di cannella aggiunto al cibo migliora l'assorbimento dello zucchero e l'abbassamento del suo livello nel sangue, il che è fondamentale poiché un alto livello di zucchero nel sangue provoca la formazione di depositi grassi. La cannella, che ha un sapore naturalmente dolce, può essere utilizzata per insaporire le tisane.

Peperoncino: Il contenuto di capsaicina, un composto in grado di accelerare sia il metabolismo che la circolazione, spiega perché possiamo essere certi che consumare regolarmente peperoncino accelererà sicuramente il nostro metabolismo e ci darà un senso di sazietà riducendo così lo stimolo della fame.

Cibi ricchi di proteine: Come abbiamo visto nel capitolo in questione, le proteine sono essenziali per la costruzione muscolare. Quando la massa muscolare è aumentata, viene bruciato più grasso. Inoltre, il corpo consuma meno calorie per consumare grassi e carboidrati che per consumare proteine. Di conseguenza, gli alimenti proteici aiutano anche nella combustione dei grassi. Il pesce, il petto di pollo, i bianchi d'uovo e il tacchino sono le migliori fonti di proteine.

Latticini: I latticini a basso contenuto di grassi non solo forniscono al corpo calcio, ma aumentano anche la quantità dell'ormone calcitriolo, che aumenta la quantità di grasso che le cellule bruciano.

Pompelmo: Puoi perdere molto peso nel corso del tempo se mangi regolarmente mezzo pompelmo o 150 grammi del suo succo ogni pasto. Il pompelmo abbassa i livelli di insulina, il che riduce l'appetito e il desiderio di qualcos'altro da mangiare. Con un minor desiderio di mangiare e mantenendo un apporto nutrizionale appropriato, meno calorie vengono accumulate e più vengono spese, il che porta alla perdita di peso. Il succo di pompelmo può essere mescolato con succo di limone o arancia per aiutarti a liberare il tuo corpo dalle tossine e a rafforzare il tuo sistema immunitario.

Timbro verde: Questa pianta è considerata un elisir di lunga vita perché non solo previene la formazione di cellule tumorali e aiuta a prevenire le malattie cardiovascolari, ma aiuta anche i processi metabolici del corpo. Il suo elevato contenuto di sostanze antiossidanti combatte anche l'invecchiamento cutaneo.

Acqua: Come accennato, bere molto è fondamentale per perdere peso. Se non bevi abbastanza acqua, sarà più difficile perdere peso. La vertigini, la debolezza e i bassi livelli di glucosio nel sangue possono verificarsi quando il corpo non ha abbastanza liquidi.

È necessario mangiare almeno cinque volte al giorno. Il consumo di cibo zuccherino dovrebbe essere ridotto e i pasti dovrebbero essere suddivisi in tre pasti principali e almeno due piccoli spuntini. I pasti dovrebbero avere un alto contenuto di potassio e avere una significativa restrizione calorica.

Assumere regolarmente porzioni piccole di cibo cinque volte al giorno, an intervalli di ore, è un metodo efficace per combattere il sovrappeso e riattivare il metabolismo. Poi dovrebbero essere

49

esclusi dal menù piatti ricchi di carboidrati a base di farina, dolciumi, dolci e marmellate; il pane, le patate e il consumo di cereali dovrebbero essere ridotti e il consumo di zucchero dovrebbe essere ridotto.

Dovresti mangiare molte verdure fresche, come pomodori, cetrioli, ravanelli, zucchine, zucca, cavolfiore, cavolo bianco e cavolfiore, frutta acida e bacche. Sono sani e danno rapidamente pienezza. Aggiungi due o tre cucchiai di olio vegetale alle insalate; aiuterà il tuo metabolismo e la tua salute. Poiché contengono acido tartronico, che impedisce al corpo di convertire i carboidrati in grassi, mangiare frutta e verdura crude è ancora più vantaggioso.

Se sei in sovrappeso, dovresti mangiare solo carne e pesce bolliti. Dovresti anche evitare tutti i cibi e i condimenti salati e le salse piccanti, che aumentano l'appetito e provocano sete.

Il peso corporeo di una persona in sovrappeso aumenta ulteriormente a causa dell'accumulo di liquidi oltre al grasso.

Spesso, mangiare poche quantità di cibo impedisce l'aumento degli acidi grassi nel sangue, che può causare l'accumulo di grasso nelle arterie e l'aumento del colesterolo. Il corpo può anche assorbire il cibo in modo più efficace, ridurre l'appetito e aumentare l'efficienza e l'energia.

Secondo i nutrizionisti britannici, è meglio mangiare cibo in porzioni piccole fino a 9 volte al giorno. Le persone affermano che i pasti frequenti e piccoli stabilizzano la pressione sanguigna, abbassano il colesterolo, accelerano il metabolismo e aiutano a perdere peso. Gli scienziati hanno scoperto in un esperimento con duemila persone da Giappone, Gran Bretagna, Cina e Stati Uniti che le persone che mangiavano meno di sei volte al giorno pesavano di più. Ovviamente, il termine "mangiare 9 volte al giorno" si riferisce sempre an una quantità relativamente piccola di cibo per ogni pasto. Il metabolismo si riprende più rapidamente con questi, specialmente se utilizzati ogni giorno, anche senza esercizio.

Il monitoraggio sistematico del peso corporeo e un rigoroso controllo dell'assunzione di cibo devono essere combinati. Uno degli indicatori più significativi della salute è il peso. In media, devi perdere almeno 1 kg ogni settimana se sei sovrappeso. Se il tuo peso rimane invariato, devi seguire la dieta del digiuno intermittente per qualche giorno. Questa dieta rafforzerà il tuo metabolismo immediatamente e inizierai a dimagrire subito. Seguire queste indicazioni aiuterà a ristrutturare il tuo metabolismo e a rimuovere i grassi dai "depositi" in breve tempo.

Se segui queste semplici regole, perderai sicuramente peso:

1) Non è necessario rinunciare alla colazione perché puoi bruciare molte più calorie durante tutta la giornata. Una cena abbondante accumulerà sicuramente grasso, quindi il consiglio è "fare una colazione da re e una cena da povero", che significa che puoi fare una colazione più nutriente perché spenderai molta energia durante il giorno, ma una cena più leggera perché ne sprecherai poche di notte. Se ti viene voglia di qualcosa di dolce la sera, limitati a mangiare frutti o frutta secca, che sono più salutari, e limita il consumo di calorie solo il mattino.

2) I succhi di frutta e verdura freschi, in particolare i succhi Sirt, sono migliori

per il tuo metabolismo. Non bere succhi di frutta acquistati in negozio a colazione o durante la giornata perché contengono troppo zucchero.

3) Non è necessario soffrire di crampi per la fame, poiché il corpo non è consapevole delle cause effettive della fame e inizia an immagazzinare grasso di riserva per proteggersi da situazioni "pericolose". Non consentire al tuo corpo di immagazzinare grasso. Quando sei affamato, puoi mangiare un piccolo spuntino con cibi ipocalorici come un pinzimonio di verdure o frutti.

4) Va tenuto presente che le verdure sono l'alimento principale per coloro che cercano di perdere peso. Sono fresche o surgelate, ma sempre pronte per il consumo, perché sono povere di calorie e piene di sostanze nutritive che ti fanno sentire e apparire bene.

5. La maionese e la panna acida non dovrebbero essere utilizzate per condire le insalate, poiché sarebbero troppo caloriche e poco salutari. Invece, il succo di limone e le salse magre sono i migliori condimenti per le insalate.

6) È necessario ridurre al minimo l'uso dei cosiddetti carboidrati veloci, come la farina, la pasta, la pizza e tutto ciò che contiene zucchero, nonché patate (particolarmente fritte) e riso bianco non integrale.

7) È importante ricordare di bere abbastanza acqua (almeno sei o otto bicchieri al giorno).

Per perdere peso con successo, la dieta deve essere seguita in modo coerente e mirato. Muoversi di più e ridurre la quantità di cibo che consumi è la prima cosa che devi fare per riattivare il tuo metabolismo!

Il regime quotidiano appropriato e l'attività fisica sono fondamentali per combattere l'eccesso di peso. Migliorano lo scambio di gas e contribuiscono an una rimozione più vigorosa dei prodotti metabolici, aumentando i processi ossidativi nel corpo.

Il sonno aiuta anche a perdere peso. Al giorno d'oggi, molti scienziati affermano che un buon sonno è essenziale per i programmi di perdita di peso e dovrebbe essere incluso nella dieta e nell'allenamento. Ci sono prove solide che un sonno insufficiente, disturbato o irregolare è collegato all'aumento di peso. In effetti, una mancanza di riposo aumenta l'appetito e aumenta gli ormoni che regolano l'appetito. Sebbene molti medici insistano sul fatto che uno stile di vita sano dovrebbe includere un buon sonno, la maggior parte delle persone si concentra solo sulla dieta e sull'attività fisica.

Nelle persone che hanno partecipato a programmi mirati alla perdita di peso, la perdita di grasso è stata influenzata da due fattori: la quantità e la qualità del sonno. I partecipanti all'esperimento sono stati suddivisi in gruppi in base alla durata del loro sonno: Un gruppo ha dormito 5,5 ore al giorno e un altro gruppo 8,5 ore al giorno per 14 giorni. Tutti i partecipanti erano contemporaneamente limitati a consumare 660 kcal al giorno. Rispetto a chi ha dormito 8,5 ore, le persone che dormono solo 5,5 ore hanno perso il 55% e il 60% di massa magra rispetto a quelle che dormono 8,5 ore.

Questo esperimento ha anche scoperto che le persone che dormivano meno tempo avevano anche cambiamenti meno positivi nei loro livelli di ormone metabolico. Anche se ciascun gruppo ha perso circa tre chilogrammi di peso durante il trattamento, le persone che hanno dormito 8,5 ore hanno perso 1039 kcal di energia e quelle che hanno dormito 5,5 ore 537 kcal. In altre parole, il corpo deve "conservare" il grasso energeticamente efficiente se non dorme abbastanza. Inoltre, le persone che non dormivano abbastanza soffrivano di fame a causa dei livelli elevati dell'ormone grelina, noto anche come ormone della fame. Questo ormone può rallentare la combustione dei grassi e causare la fame. Di conseguenza, è stato dimostrato che tutte le persone hanno bisogno di un sonno sano, profondo e lungo, anche per un miglior funzionamento metabolico!

La dieta Sirt riattiva il metabolismo e migliora il benessere generale dell'organismo. Di sicuro, il risultato migliore è che il peso perso non tornerà poiché questo sistema speciale consente al corpo di bruciare più velocemente le calorie e di rimuovere i liquidi in eccesso.

Nei prossimi capitoli ti spiegherò quali cibi dovresti evitare e quali dovresti mangiare. In un capitolo specifico ti fornirò una lista di esercizi che puoi fare per riattivare il tuo metabolismo e tornare in forma, e soprattutto ti fornirò un piano alimentare che ti consentirà di iniziare subito a lavorare. Inoltre, nella sezione dei cibi ho aggiunto un capitolo di cinquanta ricette gustose, che ti consentiranno di preparare pasti molto semplici e saporiti e di cambiare la tua dieta quotidiana migliorando allo stesso tempo il tuo metabolismo.

Dieta Che Include Il Sirt E La Massa Muscolare

Le star di tutto il mondo hanno sdoganato la Dieta Sirt, che è diventata famosa anche tra gli specialisti della forma fisica e i preparatori atletici. Dopo aver seguito attentamente lo sviluppo, in alcune palestre viene consigliato un programma dietetico per coloro che desiderano ridurre la massa grassa e aumentare la massa muscolare senza impegnarsi troppo. I cibi sirt riattivano non solo i geni responsabili della magrezza, ma aiutano anche i processi metabolici a funzionare correttamente per rimanere in forma.

Tutti sanno che fare attività fisica regolarmente è essenziale per mantenere una buona salute. Tuttavia, questa volta non dovrete sforzarvi perché gli alimenti sani lo faranno per voi. In effetti, quando segui la dieta Sirt, non sarai più costretto a trascorrere ore e ore in palestra, correndo e sudando molto: Il consumo di cibo provoca il dimagrimento.

A differenza di altre diete, quando dimagriamo, non perderemo massa muscolare, ma smaltiremo solo grasso. Secondo altre diete, perdere 3,5 kg ogni settimana equivale a perdere altri 900 grammi di muscoli. Invece, i cibi Sirt stimolano il consumo di grassi e aumentano la crescita e la riparazione muscolare. Di conseguenza, sembrerà più tonico e, in generale, avrà un aspetto migliore di prima.

In questi giorni, la dieta Sirt è una strategia efficace per gli atleti perché consente loro di raggiungere tutti i loro obiettivi nel minor tempo possibile. Gli stessi promotori del programma, Goggins e Matten, garantiscono questo escludendo la perdita della massa muscolare. Inoltre, garantisce che quando la dieta è terminata, non si corre il rischio di riprendere i chili persi, anche senza dover aumentare l'attività sportiva o ridurre la quantità di cibo. Il rapido dimagrimento iniziale è sicuramente dovuto all'assunzione di poche calorie piuttosto che solo alla perdita di glicogeno, la scorta di glucosio dell'organismo.

1.2 La lista dei migliori venti cibi sirt

Scopri quali sono:
Il occhio del peperoncino: È un peperoncino piccolo e piccante che contiene molta capsaicina. La sostanza che dà ai peperoncini la loro piccantezza, diluisce il sangue, abbassa la glicemia e stimola il metabolismo dei grassi è la capsaicina. Invece, la ricca miricetina e luteolina attivano le sirtuine noci: I vantaggi delle noci sono già noti: Sono ricchi di sali minerali e vitamine del gruppo B, contribuiscono all'abbassamento dei livelli di colesterolo e riducono il rischio di sviluppare cardiopatie. Il piceatannolo che contiene impedisce allo stesso tempo lo sviluppo delle cellule di grasso. Quando sono ricchi di acido gallico, invece, è un potente attivatore di sirtuine.

Tè verde a base di matcha: Il tè verde in polvere chiamato matcha è coltivato in modo tradizionale in Giappone per aumentare la quantità di clorofilla; Un alto contenuto di aminoacidi può essere indicato dalla clorofilla.

L'epigallocatechina, che attiva le sirtuine e protegge le cellule e i vasi, è presente in grandi quantità in questo tè.

Caffè: Il suo acido caffeico contiene una varietà di antiossidanti che proteggono le cellule e stimolano il sistema immunitario. L'acido clorogenico e l'acido caffeico sono entrambi attivatori della sirtuine.

Olio d'oliva: Questo condimento contiene acido protocatecuico, che ha proprietà antiossidanti e antitumorali. Inoltre, è ricco di idrossitirosolo e oloeuropeina, che sono gli attivatori di sirtuine.

Soia: Gli isoflavoni in esso sono coloranti vegetali che migliorano la pressione sanguigna, la glicemia e i lipidi del sangue. Contiene i due attivatori delle sirtuine, daidzeina e formononetina.

Wine Red: Il resveratrolo, una sostanza vegetale ben nota, protegge dal diabete,

prolunga la vita e uccide i grassi. È
ovviamente un attivatore di sirtuine.
Cipolla nera: contiene molta quercetina,
un flavonoide che previene
l'arteriosclerosi, aiuta i nervi e attiva
naturalmente le sirtuine.
Il grano saraceno è: uno degli ingredienti
fondamentali della dieta sirt. Ha la
rutina, un attivatore delle sirtuine, e è
ricco di proteine.
Prezzemolo: Il più adatto è quello a
foglia liscia, che è quello comunemente
utilizzato nei paesi mediterranei.
Contiene entrambi gli attivatori di
sirtuine, miricetina e apigenina.
Radicchio di colore rosso: contiene la
luteolina, l'attivatore di sirtuine
Cavolo rosso: contiene kaempferolo e
quercitina, entrambi con la capacità di
aumentare la produzione di sirtuine
Fragole: Capperi sono ricchi di fisetina,
che è un potente attivatore di sirtuine:
contiene quercitina e kaempfenolo,
entrambi attivatori delle sirtuine rucola:
ricco di kaempferolo e quercitina
Datteri Medjoul: curcuma, una sostanza
benefica e attivatrice di sirtuine È una

varietà di datteri più grande della maggior parte delle altre varietà. È originario del Marocco e viene coltivato negli Stati Uniti e in molte nazioni del Medio Oriente. Rispetto alle altre varietà di datteri, questi contengono più attivatori di sirtuine, acido gallico e acido caffeico.

Sedano: L'apigenina e la luteolina contenute in esso attivano le sirtuine cacao: famoso fin dall'antichità per i suoi benefici, è energizzante, antiossidante e aiuta a combattere la depressione. Inoltre, contiene Levistico, attivatore di sirtuine epicatechina, noto anche come sedano di montagna: noto da sempre come rimedio per i reumatismi, antisettico e stimolante la digestione, è ricco di quercitina.

In altre parole, comincia an includere il più possibile di cibi fritti nella tua lista della spesa, oltre ai cibi che compri regolarmente. In particolare, non dimenticare gli ingredienti del succo verde. Fra poco ti forniremo la ricetta. Acquista prodotti naturali e freschi, non trattati. I creatori della dieta Sirt sono giunti an una conclusione significativa: le verdure trattate con concimi chimici, pesticidi e prodotti fitosanitari perdono molti dei principi che possono aiutare l'essere umano.

Quindi inizia a pensare a mangiare piatti speziati e pieni di verdure ed erbe aromatiche. Come anticipato, questo tipo di dieta ti accompagnerà anche dopo la fase iniziale della dieta sirt. In effetti, se desideri mantenere gli effetti positivi della dieta sirt per un lungo periodo di tempo, ti consigliamo di includere questo tipo di alimenti nella tua dieta quotidiana. La preparazione di piatti gustosi e saporiti con questi ingredienti non sarà una sfida. Alla fine di questo capitolo, ti forniremo due ricette gustose che ti daranno l'ispirazione per crearne di nuove.

Vogliamo parlare del gusto. In effetti, non è un aspetto marginale. Nella creazione delle combinazioni di ingredienti che danno vita alle loro ricette, Goggins e Matten hanno fatto attenzione a utilizzare ingredienti capaci, tutti insieme, per stimolare tutti i recettori del gusto. In questo modo, sarà grande la soddisfazione nel mangiare e il senso di sazietà non avrà bisogno di grandi quantità.

1.3 Cosa Devi Fare Per La Dieta Sirt

Non avrai bisogno di grandi, costose e ingombranti attrezzature per iniziare quest'avventura. Basterà utilizzare la cucina standard che hai in casa. Se non ce l'hai già, devi solo acquistare una centrifuga e un frullatore per produrre succo verde, che dovrai consumare tre volte al giorno per i primi tre giorni. Considera che utilizzerai frequentemente la cottura in padella o al forno.

Inoltre, ti consigliamo di non utilizzare troppo la bilancia pesapersone. Anche se è vero che la prima settimana di dieta fa perdere in media 3,2 kg, è anche vero che ogni corpo reagisce in modo diverso. Inoltre, poiché è una dieta che fa perdere grassi ma al contempo aumenta la massa muscolare, i risultati saranno evidenti: Sebbene il tuo peso non diminuisca

significativamente, indossare i tuoi
vestiti ti renderà più elegante, il tuo
corpo si scolpirà e ti sentirai meglio nella
tua pelle.

1.4 Le regole per la prima fase

Entramo nel vivo della fase iniziale, nota
come "supersonica". La prima fase dura
sette giorni e si articola in due fasi
distinte, chiamate step.
Sebbene il primo passo sia il più
impegnativo, richiede solo tre giorni. Il
limite giornaliero è di 1000 kcal in
questi primi tre giorni. Inoltre, puoi
mangiare un solo pasto solido e bere tre
succhi verdi al giorno.
Il secondo passaggio dura quattro giorni
e ti consentirà di consumare 1500 kcal al
giorno e due pasti solidi e due succhi
verdi al giorno.
Un primo "scossone" è necessario al tuo
corpo per liberarsi delle tossine che ha
accumulato finora e prepararsi al tuo
nuovo regime alimentare. Non rimanere
spaventato: Tre giorni passano
velocemente e presto inizierai a sentire
un nuovo benessere: pervaderà il tuo

corpo e ti darà nuova energia, che ti motiverà a superare questo primo gradino.

Nel primo passo, le 1000 calorie giornaliere dovrebbero essere suddivise in tre succhi verdi e un pasto solido di tipo sirt, preferibilmente ricco di cibi sirt.

Hai ragione: In questa fase iniziale, puoi consumare un solo pasto giornaliero di tipo "tradizionale", che include molti cibi sirt, e sostituire gli altri pasti con tre succhi verdi. Non preoccuparti: La fame non ti perseguiterà. Il succo verde è un concentrato di alimenti vegetali in grado di stimolare le sirtuine, quindi sentirai sazietà e contento senza sentire la fame tipica di chi sta digiunando.

Invece, il secondo passaggio richiede di consumare due pasti solidi e due succhi verdi al giorno.

Un fattore importante è il succo verde, o centrifugato: In effetti, è il metodo ideale per assumere una quantità significativa di alimenti sirt concentrati.

Consigliamo di bere succhi verdi ogni giorno an intervalli regolari. ad esempio, almeno un'ora prima del pasto o due ore dopo il pasto; evitare di consumare il pasto principale dopo le 19

Perché l'ultimo pasto solido non dovrebbe essere consumato dopo le 19? Perché il motto di questa dieta è "piante, non medicine", segue i ritmi naturali del nostro corpo. A causa del fatto che il nostro corpo non li utilizzerà quando mangiamo prima delle 19 del mattino, le cose che mangiamo non si trasformeranno in grasso. Invece, saranno trasformati in energia per il resto della giornata.

Il tè verde giapponese matcha, un tè in polvere ricco di antiossidanti, è l'ingrediente principale del succo verde: contiene fino a 130 volte il tè verde normale. Inoltre, contiene molta caffeina, polifenoli, aminoacidi, vitamine (B1, B2 e C), clorofilla e sali minerali. È facile trovarlo: Lo puoi acquistare in erboristerie, negozi biologici, sezioni dedicate all'alimentazione sana nelle drogherie e nei supermercati e, naturalmente, online.

Ecco il metodo per preparare il succo verde. Innanzitutto, prendi le quantità di vegetali che seguono:

Utilizzare 75 grammi di cavolo riccio, 30 grammi di rucola, una manciata di prezzemolo a foglia liscia, una manciata di levistico (facoltativa), 150 grammi di gambi di sedano con le foglie, mezzo limone, succo di mezzo limone e mezzo cucchiaino di tè matcha per una porzione. Se non stai preparando il succo del mattino da bere prima di andare a letto, evita di aggiungere tè matcha perché è

Preparazione:

Metti tutte le verdure (levistico, rucola, prezzemolo e cavolo riccio) in una centrifuga e centrifugale. Dovresti raccogliere circa 50 ml di succo.

Frulla il sedano e la mela.

Dopo aver spremuto il limone, aggiungi l'intero composto al primo ricettario. In questo momento dovresti avere circa 250 ml di succo.

Ultimo ma non meno importante, aggiungi il tè verde matcha direttamente nel bicchiere e mescolalo bene con una forchetta prima di bere.

Puoi aggiungere quanta acqua vuoi.

Ricorda di non mettere il tè matcha nel succo della sera.

Il succo viene consumato immediatamente dopo la preparazione, senza aspettare o riporlo in frigo. Questo per mantenere gli effetti benefici delle verdure che lo compongono. Al momento di consumare, il succo deve essere preparato di volta in volta.

Il levistico è stato scelto come facoltativo non perché sia meno importante degli altri cibi sirt; piuttosto, è più raro trovarlo in commercio rispetto agli altri cibi sirt. Tuttavia, puoi acquistarne i semi e piantarlo, anche in vaso. In questo modo, puoi sfruttare le caratteristiche di questo ottimo cibo sirt e farlo diventare ancora più efficace aggiungendolo al tuo succo verde.

Sebbene le quantità che abbiamo fornito nella ricetta siano abbastanza precise, non le consideriamo assolutamente pertinenti: Utilizzando ingredienti "a manciate", hai anche la possibilità di personalizzare le tue circostanze.

Puoi mangiare qualcosa di solido a cena.

Il vantaggio di questa dieta è che non ci sono limiti: Non devi concentrarti su un certo tipo di cibo o escludere alcuni. L'unica cosa che devi fare è mangiare sano e includere regolarmente il maggior numero possibile di cibi sirt nella tua dieta. In altre parole, è una dieta che favorisce l'inclusione piuttosto che l'esclusione! Dopo aver superato questa fase iniziale, sarà evidente che è un po' più severo rispetto al resto del regime alimentare che ti stiamo presentando.

Inoltre, tieni presente che non esistono restrizioni sulle bevande. Ovviamente, è vietato consumare bibite zuccherate, ma l'acqua, il caffè e il tè verde non sono limitati. Puoi aggiungere delle fragole tagliate a pezzetti all'acqua, oppure menta, lime o prezzemolo se ne hai voglia. L'acqua così preparata può essere lasciata riposare in frigo e berla tutte le volte che vuoi. Come hai visto, il caffè è uno dei cibi sirt per eccellenza, anche se potrebbe sorprenderti che non ci siano limitazioni. Il suggerimento generale è ovviamente valido: Per evitare di passare la notte a letto, cerca di evitare di berne troppo in serata.

Per il momento, ti preghiamo di non consumare alcolici. Vedremo in seguito che si tratta di un divieto assoluto solo in questa fase iniziale.

Ti offriamo delle ricette per aiutare. Puoi sceglierne uno da preparare al termine del tuo primo giorno di dieta e puoi ripeterlo quando vuoi.

Prima di presentarle, diamo alcune raccomandazioni che si applicano a tutte le ricette che ti forniremo:

Non è necessario utilizzare sale o pepe nelle ricette che ti presentiamo. Ci sembra che non ci sia bisogno di questo perché è già molto speziato. Tuttavia, il loro utilizzo non è limitato: Puoi aggiungere sale e pepe a tuo piacimento; quasi tutte le ricette includono peperoncino Bird's Eye: Come accennato, questa varietà di peperoncino ha un gusto intenso. Puoi ridurre la quantità di questo ingrediente se "reggi" l'aroma: Anche se questo ingrediente è un importante attivatore di sirtuine, è ovvio che mangiare deve essere piacevole piuttosto che causare sofferenza.

La cottura in padella o, in generale, la cottura in forno è il metodo di cottura preferito di questa dieta, come puoi vedere in queste ricette e nelle ricette che ti presenteremo negli altri capitoli. Ad esempio, non ti inviteremo mai a utilizzare il forno a microonde per cuocere le tue pietanze. Ciò è dovuto al fatto che i due creatori di questa dieta hanno scoperto che la cottura nel microonde riduce significativamente l'efficacia dei flavonoidi presenti negli alimenti. In futuro, puoi mantenere questi principi in mente.

Dopo aver superato la fase iniziale e passato al mantenimento, sarà molto facile usare i sirt per arricchire tutti i tuoi piatti.

Le Ricette Del Giorno

- 2 cucchiaini di curcuma in polvere
- 30 g di pomodori secchi
- 10 g di prezzemolo
- 150 g di fesa di tacchino
- 1 cucchiaino di salvia essiccata
- Il succo di mezzo limone
- 1 cucchiaio di capperi

- 150 g di cavolfiore
- 1 spicchio di aglio
- 40 g di cipolla rossa
- 1 peperoncino Bird's Eye

- 1 cucchiaino di zenzero fresco tritato
- 2 cucchiai di olio extravergine di oliva

Preparazione:

Prima di tutto, prepara il couscous di cavolfiore "finto": Metti il cavolfiore in un robot da cucina e frullalo finché è simile al couscous. Si può ottenere lo stesso risultato tagliando molto finemente con un coltello se non hai un robot da cucina.

Soffriggi l'aglio, la cipolla rossa affettata, il peperoncino e lo zenzero in un cucchiaino d'olio. È importante che appassiscano bene, ma non troppo scuri.

Successivamente, aggiunga il cavolfiore e la curcuma e lascia che cuociano per un minuto o poco più.

Togli tutto dal fuoco e aggiungi metà del prezzemolo tritato e pomodori secchi.

Ora copri la fettina di tacchino con la salvia e un po' d'olio. Quindi friggila a fuoco medio per 5-6 minuti, girandola spesso.

Quando sarà cotta, aggiungi il prezzemolo tritato, i capperi e un cucchiaio d'acqua e cospargila di succo di limone.

Unisci tutto ora al "finto" couscous di cavolfiore.

Di seguito è un'alternativa vegana basata sul "finto" couscous di cavolfiore.

Couscous Di Cavolfiore E Tofo Al Forno Con Harissa

Ingredienti

- 200 g di tofu duro
- 200 g di cavolfiore

- 40 g di cipolla rossa
- 1 cucchiaino di zenzero fresco tritato
- 2 cucchiaini di curcuma in polvere
- 30 g di pomodori secchi
- 20 g di prezzemolo

- 60 g di peperone rosso
- 1 peperoncino Bird's Eye
- 2 spicchi di aglio
- 1 cucchiaino circa di olio extravergine di oliva
- 1 pizzico di cumino secco
- 1 pizzico di coriandolo secco
- Il succo di mezzo di limone

Preparazione:

Riscalda il forno a 200 gradi in anticipo.

Comincia a preparare l'harissa in questo modo: affetta il peperone, togliendo il semi e il picciolo. Dopo aver messo le fette su una teglia, trita lo spicchio di aglio e il peperoncino. Aggiungi le spezie secche e un filo d'olio extravergine di oliva. Lascia cuocere il peperone in forno per un paio di minuti perché si ammorbidisca e non diventi troppo scuro.

Tira fuori il peperone e lascia il forno acceso.

Fate raffreddare il peperone. Poi mescolalo con il succo di limone.

Tagliare ora il tofu a fettine lunghe e tagliare ogni fetta in triangoli. Le fette dovrebbero essere disposte in una teglia dopo, quindi coprile con l'harissa che hai appena preparato. Quindi, lascia che il forno rimane acceso alla stessa temperatura per 20 minuti.

La preparazione del couscous di cavolfiore inizia ora: Mettilo in un robot da cucina o taglialo a pezzetti con un coltello; La consistenza dovrebbe essere simile al vero couscous.

Trita lo spicchio d'aglio rimasto e soffriggilo in un cucchiaino d'olio con la cipolla rossa e lo zenzero. Aggiungi il cavolfiore e la curcuma dopo che tutto è appassito. Lascia cuocere per qualche minuto extra.

Togli dal fuoco e trita il prezzemolo e i pomodori secchi.

Aggiungerlo al tofu.

L'olio Di Oliva

Questo ingrediente è presente in quasi tutte le ricette che ti presenteremo perché è il condimento più sano. L'olio extravergine d'oliva è il miglior condimento. Questo alimento è fondamentale per la cultura mediterranea, che è nota come la dieta mediterranea.

I creatori di questa dieta hanno scoperto che nei Paesi che consumano molti olio extravergine di oliva, il rischio di malattie cardiovascolari è inferiore alla media della maggior parte degli altri Paesi. Il consumo di questo condimento, che, inutile dirlo, è anche un ottimo attivatore delle sirtuine, è benefico per la salute generale. Nonostante ciò, un consumo significativo di diversi cibi sirt è parte integrante della dieta mediterranea.

Pertanto, assicurati di acquistare una quantità adeguata di olio extravergine di oliva. Il migliore è l'extravergine, poiché è estratto meccanicamente a freddo come il vergine e ha un contenuto di acidità molto basso (meno di 0,8 %). Ciò gli consente di eseguire al meglio il suo ruolo di attivatore delle sirtuine.

La Scienza Del Regime Dietetico Sirt

Parlano i scienziati: la dieta Sirt funziona

Spesso si sente parlare di diete miracolose che promettono di far perdere peso in pochissimo tempo. Queste diete si basano su presunte teorie alimentari ingannevoli che sfruttano la disperazione di coloro che cercano un metodo efficace per perdere peso. È imperativo studiare i fondamenti scientifici di un nuovo percorso alimentare perché solo in questo modo sarà possibile adottare un metodo sicuro e affidabile. È infatti nell'interesse dei pazienti stessi conoscere l'affidabilità di una dieta specifica: Quando si prende in considerazione la propria salute, è importante evitare di essere influenzato da proposte miracolose che promettono grandi cambiamenti in un breve periodo di tempo. Il metabolismo richiede tempo per funzionare bene e farlo in modo sicuro; Inoltre, è importante ricordare che ogni corpo reagirà agli stimoli e alle sollecitazioni provenienti dall'esterno in modo e in modo diverso.

La Dieta Sirt è diversa dalle altre diete perché è basata su una serie di studi scientifici affidabili e verificati.

I fondamenti scientifici della dieta Sirt sono i seguenti: gen Sirt1

Come già affermato, la Dieta Sirt si basa sull'attivazione dei geni magri, in particolare del gene Sirt1. È necessario sostituire alcuni cibi nocivi con altri che accelerano il metabolismo.

Le ricerche condotte dagli ideatori di questa dieta offrono ai pazienti la possibilità di consumare alimenti sani ma che hanno il potenziale per aumentare il dimagrimento influenzando il gene Sirt1. Gli alimenti che contengono sirtuine devono essere consumati perché sono in grado di fermare l'accumulo di adipe in aree specifiche del corpo. I sostenitori della Dieta Sirt affermano che alcuni cibi interagiscono con il gruppo proteico delle sirtuine una volta assunti, il che promuove una graduale perdita di peso. Si tratta di alimenti gustosi che raramente sono inclusi nei regimi alimentari restrittivi, come l'olio extravergine d'oliva, il vino rosso, il cioccolato fondente, le fragole, il tofu e il peperoncino.

Si eseguirà un processo che brucia direttamente i grassi, impedendo loro di trasformarsi in adipe, assumendo questi alimenti secondo il protocollo dietetico prestabilito. Ovviamente, l'attivazione dei geni della magrezza dovrà avvenire gradualmente, il che garantisce una perdita di peso affidabile e duratura.

Sebbene i due fattori principali che attivano i geni della magrezza siano il digiuno e lo sport, gli studi di Goggins e Matten hanno permesso di dimostrare che l'assunzione di determinati alimenti all'interno di un piano nutrizionale attentamente studiato può anche attivare questi geni.

La scienza afferma: Non solo perderai peso, ma vivi più a lungo!

È stato ampiamente discusso il modo in cui la Dieta Sirt può aumentare il tasso metabolico, rendendolo più veloce ed efficace, e ha anche effetti significativi sulla durata e sulla qualità della vita.

Non è una sorpresa che un'alimentazione sana renda il corpo snello e in salute, ma potrebbe addirittura migliorare le prospettive di vita. Per quanto possa sembrare un'esagerazione, molti studi scientifici hanno scoperto che la Dieta Sirt può migliorare la qualità della vita e la durata della vita delle persone.

La ricetta per vivere bene e a lungo richiede molti elementi, il più importante dei quali è un regime alimentare appropriato; questa è la base della teoria della longevità. È quindi possibile iniziare un generale miglioramento delle prestazioni dell'organismo assunendo determinati alimenti che stimolano l'attivazione dei geni della magrezza.

Le cosiddette Zone Blu, ovvero i luoghi in cui sembra esserci un maggior numero di persone sane e in buona salute, sono un altro campo di ricerca che fornisce ulteriore fondamento scientifico alla Dieta Sirt.

Lista Degli Alimenti Che Devono Essere Esclusi Dalla Dieta Sirt

Finora è stata fornita una spiegazione su come aumentare l'assunzione di alimenti Sirt. In questa sezione, parleremo dei migliori cibi di sirt da includere nei tuoi pasti quotidiani.

Cavolo Riccio

La famiglia delle verdure crucifere include il cavolo riccio, anche noto come kale. Una tazza di cavolo crudo ha solo 33 calorie, oltre a 3 grammi di proteine e 4 grammi di carboidrati. Le fibre alimentari e gli antiossidanti del cavolo riccio combattono lo stress ossidativo e riparano i danni causati dall'infiammazione.

Fragole: deliziose e piene di sostanze nutritive e antiossidanti utili. Una tazza di fragole ha 50 calorie e contiene 3 grammi di fibra alimentare. Rappresenta circa il 30% del fabbisogno di manganese e il 50% della vitamina C. L'acido ellagico, il potassio, la pelargonidina, il folato e gli ellagitannini sono altri nutrienti vitali presenti nelle fragole.

I documenti storici indicano che gli ulivi sono tra le coltivazioni più antiche al mondo. L'olio d'oliva è stato utilizzato dagli esseri umani per oltre 7000 anni. Ippocrate, il padre della medicina, era anche convinto delle proprietà benefiche dell'olio d'oliva. L'olio extravergine d'oliva, la forma più pura di olio d'oliva, è la tipologia di olio d'oliva più eccellente a disposizione del mercato. Secondo una ricerca condotta da Menendez J. et al. (2013), diversi polifenoli vantaggiosi sono presenti nell'olio d'oliva. Questi polifenoli attivano e promuovono le Sirtuine nell'organismo.

Grano saraceno (grano)

Il grano saraceno è un pseudocereale e un alimento eccezionale. Una tazza di grano saraceno contiene quattro grammi di fibre, sei grammi di proteine e un grammo di grasso. Inoltre, contiene acido folico, niacina, vitamina B6, vitamina K, magnesio, fosforo, riboflavina, calcio e ferro. Il grano saraceno promuove una sensazione di sazietà, facilita la perdita di peso e aumenta i livelli di energia, secondo uno studio condotto da Paddon-Jones D et al. (2008) e Tang G et al. (2014). Inoltre, questo carboidrato complesso riduce il rischio di disturbi cardiovascolari e stabilizza i livelli di zucchero nel sangue.

Chococake

Secondo i risultati della ricerca condotta da Cuenca-Garcia M et al. (2014), il cioccolato fondente potrebbe essere utile per la perdita di peso. La granella di cacao o qualsiasi altro cioccolato con un contenuto di cacao compreso tra il 70 e l'85% è la scelta migliore. Considera gli additivi aggiuntivi come zuccheri e solidi del latte. Secondo lo studio di Scholey A. et al. (2013), il consumo di cioccolato fondente stimola il metabolismo della Sirtuine. Nel cioccolato fondente ci sono anche antiossidanti che riducono il rischio di disturbi cardiovascolari e migliorano le capacità cognitive. Il cioccolato fondente è anche considerato avere proprietà che migliorano l'umore.

Sedano: circa 60 calorie per tazza di sedano crudo tritato. Per questo motivo, il sedano aiuta a perdere peso mantenendo un basso conteggio calorie. Il sedano contiene la maggior parte delle sue calorie in fibra alimentare. Una tazza di sedano copre una parte significativa del tuo fabbisogno giornaliero di fibre. È una ricca fonte di vitamina C, flavonoidi e vari antiossidanti. Inoltre, contiene ferro, sodio e magnesio. Il sedano ha un indice glicemico basso, quindi stabilizza i livelli di zucchero nel sangue e ti fa sentire sazio. Il sedano è ritenuto utile per migliorare la digestione, ridurre l'infiammazione e ridurre la produzione di acido nello stomaco.

Rucola

La rucola o le foglie di rucola hanno un sapore distinto, acidulo e pungente. Può essere aggiunto an insalate, pasta e altri piatti saporiti. La rucola è povera di calorie e ricca di flavonoidi utili come il kaempferolo e la quercetina. Questi flavonoidi attivano e ottimizzano le vie del corpo della Sirtuina. 20 grammi di foglie di rucola contengono solo 5 calorie, quindi saranno sazi e nutritivi mentre controlli le calorie.

Ricettario: uno dei metodi più popolari per perdere peso è la dieta chetogenica, nota anche come dieta keto. Fa parte della categoria delle diete lowcarb, ovvero quelle che hanno come base un basso consumo di carboidrati, un alto consumo di proteine e un basso consumo di grassi.

Pertanto, gli alimenti che contengono carboidrati, come la pizza, il pane e i dolci, devono essere eliminati completamente o consumati solo in piccole quantità. Al contrario, gli alimenti grassi e proteici, come la carne, il pesce e tutti gli alimenti che contengono grassi "buoni", come l'Omega 3 e l'Omega 6, devono essere consumati solo in piccole quantità.

Ti potrebbe spaventare pensare di iniziare una dieta keto e di dover rinunciare ai dolci, alle pizze e a tutti i tuoi cibi preferiti. Non c'è motivo di preoccuparsi: sarà sufficiente sostituire i carboidrati con altri ingredienti per produrre torte, cheesecake e pizze deliziose.

La farina e tutti gli alimenti proibiti dalla dieta keto possono essere sostituiti da una vasta gamma di ingredienti a basso contenuto di carboidrati e senza zuccheri aggiunti. Il cavolfiore può essere utilizzato per sostituire il riso o per fare un bel purè di cavolfiore grattugiato.

È possibile utilizzare una zucchina tagliata a strisce sottili con un coltello a spirale per sostituire gli spaghetti. Non puoi distinguere le parti di un cavolfiore grattugiato.

La farina può essere facilmente sostituita con miele d'acero o avocado e farina di mandorle se amate i dolci. Si può utilizzare l'olio di cocco invece dell'olio di semi per cuocere o friggere, e ai dolci si può aggiungere il burro.

È possibile trovare gustose e facili ricette keto per la colazione, il pranzo, la cena, gli spuntini e i dolci in questa raccolta. Puoi continuare an imparare i tuoi piatti preferiti e mantenere le tue conoscenze.

È importante usare queste ricette con cautela, evitando di impostare una dieta fai da te che potrebbe solo rovinarvi.

Pertanto, se vuoi provare una o più ricette, consulta un professionista per creare una dieta chetogenica personalizzata.

La Colazione È Pane Al Cacao.

La ricetta dei pancakes è tra le più comuni e semplici disponibili, il che ha permesso la creazione di una vasta gamma di opzioni per la dieta chetogenica. Perché saranno più sottili, sembrano crepes, ma saranno ugualmente gustosi e soffici.

Poiché la dieta chetogenica è soggettiva e personale, la ricetta che segue è indicativa nelle quantità e serve solo a fornire informazioni. Deve essere prescritta da un nutrizionista o da un medico. Ogni persona ha un fabbisogno calorico giornaliero diverso e la storia clinica è diversa. Di conseguenza, non è raccomandato intraprendere diete fai da te o cercare esempi dietetici su Internet o in libri, perché potrebbero causare problemi anche gravi invece di portare benefici.

La prima cosa da fare è rivolgersi an un medico, un nutrizionista o un dietologo. Questi professionisti valuterà il vostro fabbisogno calorico e creeranno una dieta chetogenica personalizzata attraverso visite specialistiche e analisi appropriate.

Vediamo ora gli ingredienti e il processo di preparazione di questa ricetta fantastica.

Gli ingredienti per i pancakes numero 4 sono:

● Due uova;

● Un cucchiaino di eritritolo, una sostanza che può sostituire lo zucchero;

● 110 grammi di formaggio fresco (quark o altro tipo);

● Cacao in quantità sufficiente;

● Scorza di limone sbucciata;

● Un cucchiaino di olio di cocco;

● Contorni con frutti di bosco o sciroppo senza zucchero per accompagnare;

Preparazione:

In una ciotola di medie dimensioni, rompete le due uova. Quindi, aggiungete il formaggio fresco, il quark o qualsiasi altro ingrediente e iniziate a mescolare tutto con una frusta da cucina. Quando il composto è compatto e omogeneo, aggiungete l'eritritolo, il cacao e la scorza di limone grattugiato e amalgamate nuovamente tutto.

Qualora avete poco tempo, potete ridurre il tempo di preparazione dell'impasto mettendo tutti gli ingredienti in un frullatore o in un abbattitore e mescolandoli. Se non è così, utilizzate una semplice frusta da cucina per procedere per gradi come descritto sopra.

Per ungere bene il composto, prendete una padella o una piastra e aggiungete un cucchiaino di olio di cocco.

Riempi un mestolo piccolo fino alla metà con l'impasto e trasferiscilo nella padella, cercando di fare dei pancakes non troppo grandi.

Dopo pochi minuti, adagiateli su un piatto e toglieteli dalla padella con una paletta. Attendete ancora un po' e quindi adagiateli su un piatto.

Dopo aver cucinato i pancake, metteteli in un piatto da portata e decorali. Puoi decorare i pancake con i frutti di bosco e circondarli oppure con dello sciroppo senza zucchero.

Yogurt greco con vaniglia, fragole e cocco

Un'altra delle semplici ricette per una colazione sana, nutriente e chetogenica è lo yogurt greco con vaniglia e cocco. La sua facile preparazione e ingredienti la rendono accessibile a tutti.

Poiché la dieta chetogenica è soggettiva e personale, la ricetta che segue è indicativa nelle quantità e serve solo a fornire informazioni. Deve essere prescritta da un nutrizionista o da un medico. Ogni persona ha un fabbisogno calorico giornaliero diverso e la storia clinica è diversa. Di conseguenza, non è raccomandato intraprendere diete fai da te o cercare esempi dietetici su Internet o in libri, perché potrebbero causare problemi anche gravi invece di portare benefici.

La prima cosa da fare è rivolgersi an un medico, un nutrizionista o un dietologo. Questi professionisti valuterà il vostro fabbisogno calorico e creeranno una dieta chetogenica personalizzata attraverso visite specialistiche e analisi appropriate.

Ingredienti:

- 150 grammi di yogurt greco, preferibilmente non vaccinato;
- Due cucchiai di vaniglia;
- Un quarto cucchiaino di eritritolo, che funge da sostituto dello zucchero;
- Due cucchiai di panna;
- Un quarto cucchiaio di cocco sbucciato;
- Fragole, mirtilli o lamponi secondo il gusto;

Preparazione:

150 grammi di yogurt greco (preferibilmente di capra o pecora) in una ciotola o un bicchiere. Quindi, aggiungere un mezzo cucchiaino di eritritolo, due gocce di vaniglia senza zucchero e iniziare a mescolare.

Poi aggiungi un mezzo cucchiaio di cocco grattugiato e due cucchiai di panna, scegliendo uno con molti grassi, e amalgamate di nuovo tutto.

Per finire, taglia quattro o cinque fragole a pezzi e metti sopra dei mirtilli o dei lamponi se vuoi.

Il tuo yogurt vaniglia, cocco e fragole è pronto per essere gustato!

Shake verde

Il green shake è un shake gustoso e alcalinizzante, facile e veloce, basta avere gli ingredienti giusti e un frullatore affidabile. Questo è solo uno dei molti tipi di shake che puoi scegliere per la colazione, ma ci sono molte altre ricette.

Questi shake forniscono all'organismo un alto apporto di vitamine e fibre, che aiutano la circolazione sanguigna, la rigenerazione cellulare, sono antiossidanti, riducono il colesterolo e hanno effetti antitumorali.

Poiché la dieta chetogenica è soggettiva e personale, la ricetta che segue è indicativa nelle quantità e serve solo a fornire informazioni. Deve essere prescritta da un nutrizionista o da un medico. Ogni persona ha un fabbisogno calorico giornaliero diverso e la storia clinica è diversa. Di conseguenza, non è raccomandato intraprendere diete fai da te o cercare esempi dietetici su Internet o in libri, perché potrebbero causare problemi anche gravi invece di portare benefici.

La prima cosa da fare è rivolgersi an un medico, un nutrizionista o un dietologo. Questi professionisti valuterà il vostro fabbisogno calorico e creeranno una dieta chetogenica personalizzata attraverso visite specialistiche e analisi appropriate.

Ingredienti:

1 limone; 100 grammi di mirtilli; 1 cetriolo; 10 mandorle; 1 avocado; 1 cucchiaio di semi di chia; Sale; 50 grammi di spinaci;

• Una quantità sufficiente di acqua;

• Un cucchiaio d'olio di cocco;

Preparazione:

Iniziate sbucciando e tagliando il limone a pezzi; poi, eliminate eventuali semi e unite tutte le parti in una ciotola. Poi lava un cetriolo, taglialo a pezzi e mettelo in una ciotola con il limone e le mandorle scolate.

Aggiungere un cucchiaio di semi di chia, 50 grammi di spinaci (preferibilmente freschi e non surgelati), un avocado sbucciato e fatto a pezzi, acqua sufficiente e un pizzico di sale. Quindi, mescolare tutto con un frullatore.

Quando il composto è pronto, aggiungono un cucchiaio o due di olio di cocco e mescolano di nuovo.

Il vostro shake sarà pronto per essere consumato subito a questo punto; tuttavia, nel caso vogliate portarlo al lavoro, è meglio conservarlo a temperatura ambiente.

Lo shake può essere conservato per non più di tre giorni. È anche importante, ma non necessario, cercare di acquistare prodotti quanto più freschi o biologici possibile per avere un prodotto di qualità superiore.

Uova e spinaci strapazzati

Questa è un'altra delle colazioni keto più semplici da preparare e fornisce un apporto significativo di energia e proteine, il che la rende ideale per affrontare al meglio ogni giornata. È una colazione che non è frequente per gli italiani, che sono abituati a cornetto e cappuccino o brioches. Tuttavia, è sicuramente più salutare e ricca di nutrienti.

Poiché la dieta chetogenica è soggettiva e personale, la ricetta che segue è indicativa nelle quantità e serve solo a fornire informazioni. Deve essere prescritta da un nutrizionista o da un medico. Ogni persona ha un fabbisogno calorico giornaliero diverso e la storia clinica è diversa. Di conseguenza, non è raccomandato intraprendere diete fai da te o cercare esempi dietetici su Internet o in libri, perché potrebbero causare problemi anche gravi invece di portare benefici.

La prima cosa da fare è rivolgersi an un medico, un nutrizionista o un dietologo. Questi professionisti valuterà il vostro fabbisogno calorico e creeranno una dieta chetogenica personalizzata attraverso visite specialistiche e analisi appropriate.

Ingredienti:

- Tre uova;

- 200 grammi di spinaci biologici;

- 40 grammi di burro;

Procedimento:

In una padella, mettete i 30 grammi di burro e scioglieteli a fuoco lento. Quindi, dopo averli lavati e scolati (se biologici o del vostro orto ancora meglio), aggiungete gli spinaci freschi nella padella con il burro.

Adesso prendete una ciotola e rompete le tre uova. Sbattetele per un po'.

Quando il volume degli spinaci inizia a diminuire dopo alcuni minuti, togli la ciotola con le uova e trasferiscile nella padella.

Dopo aver aggiunto le uova, alzate la fiamma e cuocete a fuoco alto, girando velocemente per due o tre minuti.

Quindi spegnete e servite sul piatto da portata.

Il vostro piatto ricco di proteine e nutrienti è qui, pronto per essere gustato.

La dieta: come funziona

Come affermato in precedenza, la dieta Sirt si basa sul consumo di alimenti noti come "Sirt", cioè alimenti che contengono quercitina, polifenoli e altre sostanze che aiutano a formare le sirtuine.

La dieta Sirt è composta da due fasi. La prima, nota come dimagrimento, dura solo sette giorni e mira a stimolare i geni che producono i grassi.

Per i primi tre giorni, dovrebbe consumare 1000 kcal al giorno, mangiando un succo verde con verdure, frutta e tè verde matcha tre volte al giorno e un solo pasto Sirt, che consiste in alimenti solidi come carne o pesce.

I succhi verdi dovrebbero essere consumati tre volte al giorno, meglio se al mattino, a metà mattina e al pomeriggio. L'unico pasto della giornata dovrebbe essere il pranzo o la sera, ma se si ha voglia, si può concedere un piccolo sfizio mangiando una porzione di circa 20 grammi di cioccolato fondente dell'85%.

Nel corso dei quattro giorni restanti, il consumo giornaliero di calorie dovrebbe aumentare a 1500 calorie, con due pasti Sirt e due succhi verdi al giorno. Alla fine della settimana, è possibile perdere fino a 3,5 chili di peso.

La seconda fase, chiamata mantenimento, dura due settimane e si occupa di mantenere un alto livello di sirtuine per aiutare a dimagrire e mantenere il peso raggiunto.

Dal giorno 8 al giorno 21 si devono consumare 3 pasti Sirt al giorno e un succo verde. Nel corso di questo periodo, è necessario assumere 2000 calorie al

giorno, con pasti che non contengono
Sirt. Ciò consente di mangiare cioccolato
e un bicchiere di vino rosso due o tre
volte alla settimana.

Una volta terminate le fasi della dieta
Sirt, sarà possibile tornare alla propria
alimentazione normale senza dover
rimanere costantemente sotto la dieta.
Tuttavia, a volte sarà necessario ripetere
la dieta Sirt.

La dieta Sirt dovrebbe essere ripetuta
ogni tre mesi o una volta all'anno, in
base agli obiettivi di perdita di peso e ai
chili desiderati.

Rivolgersi an un professionista, come un
nutrizionista o un dietologo, è la prima
cosa da fare prima di iniziare a seguire

una dieta Sirt. Questi professionisti personalizzeranno il tuo piano attraverso visite specialistiche e analisi appropriate.

Alimenti ammessi e vietati

Lo scopo della dieta Sirt, come anticipato, è quello di simulare un stato di digiuno. Il consumo di cibi specifici che attivano le sirtuine, che attivano i geni magri per bruciare le riserve di grasso corporeo, porta alla perdita di peso.

Il regime di dieta Sirt richiede
l'assunzione di cibi Sirt, anche chiamati
centrifugati, che sono ricchi di polifenoli.
È accettabile consumare 15-20 grammi
di cioccolato fondente al giorno e un
bicchiere di vino due o tre volte alla
settimana.

Questa dieta vieta completamente gli
alimenti che contengono zuccheri e
carboidrati, come i prodotti industriali, i
dolciumi e i cibi raffinati. Ciò è fatto per
evitare di aumentare il glucosio nel
sangue e ostacolare lo stato di digiuno.
Questa dieta potrebbe essere un po'
difficile da seguire per coloro che amano
la pasta e i dolci, ma alla fine non è così

restrittiva: prevede di mangiare cibi Sirt ogni giorno.

La dieta Sirt consente di mangiare quasi tutti gli alimenti a parte gli zuccheri e i carboidrati. Puoi mangiare molte verdure, ortaggi, legumi, pesce e con moderazione anche carne e uova. Anche se alcuni cibi contengono più polifenoli di altri.

Come accennato, i cibi Sirt consigliati includono fagioli, cavolfiore, fave, rucola, crescione, pak choi, invidia, cavolo riccio, levistico, cicoria, cipolla rossa, sedano, radicchio rosso, prezzemolo, pomodoro, asparagi, broccoli, carciofi, cavolo cinese, cipolle bianche, crescione, fagiolini, indivia, insalata belga, scalogno, melanzane e piselli.

• Frutti: fragole, mirtillo rosso, mela, datteri, uva nera, more, sambuco, bacche di Goji, ciliegie, lamponi, mele, prugne nere, ribes nero, agrumi e frutti di bosco.

• Cereali: farina integrale, quinoa, soia, popcorn e grano saraceno.

• Frutta secca include semi di girasole, semi di chia, arachidi, castagne, noci pecan e noci.

• Aromi e sfizi: Aneto, peperoncino, erba cipollina, salvia secca, menta piperita, origano secco, peperoncino, salvia secca, timo, zenzero, capperi e curcuma.

• Alimenti senza zucchero: tè verde matcha, tè nero, caffè, acqua e varie tisane

Il consumo di carne rossa e bianca, uova e pesce, preferibilmente salmone e olio extra vergine di oliva, è consentito solo due o tre volte alla settimana.

Questi sono solo alcuni dei cibi che compongono la dieta Sirt, che include anche i superfood Sirt, che discuteremo in seguito.

È importante ricordare che prima di intraprendere qualsiasi programma di dieta, è consigliabile consultare uno specialista piuttosto che affidarsi a diete fai da te che si trovano nelle riviste o sui siti web.

Cosa Effettivamente Fanno Questi "Cibi Sirt"?

Tutti questi contengono la Sirtuine, l'ingrediente che aiuta a perdere peso. Questi alimenti bruciano naturalmente i grassi e migliorano la capacità di saziare il corpo e la funzione muscolare, quindi aggiungerli alla dieta quotidiana è utile sia per le persone che stanno cercando di perdere peso che per mantenere il loro peso raggiunto.

Sono utili per altri motivi. Perché sono alimenti antinfiammatori, possono aiutare con molte malattie, come il diabete, le malattie cardiovascolari e persino l'Alzheimer. È eccellente perché garantiscono anche di seguire una dieta sana.

Non solo promuovono la perdita di peso, ma aiutano anche a controllare il desiderio di mangiare. Sicuramente ti aiuterà a perdere peso incorporandoli nella tua dieta piuttosto che seguire il digiuno o diete simili.

In realtà, non dovresti mangiare solo questi alimenti, poiché potrebbero compromettere la tua dieta, ma ti aiuteranno a perdere peso.

Il potere del grano saraceno: il grano saraceno è uno degli ingredienti fondamentali della dieta Sirt.

In effetti, questo componente non fa parte della famiglia del grano. Non si tratta nemmeno di un cereale. La stessa famiglia del rabarbaro include una pianta a foglia chiamata grano saraceno. Molte persone lo chiamano "pseudocereale" per il suo aspetto simile, ma fa parte della famiglia delle piante.

È comunemente utilizzato come farina in una varietà di ricette. In questa dieta, funge da sostituto del grano. Per coloro che sono sensibili al glutine, è anche un'alternativa senza glutine. È utile per preparare frittelle, crepes, spaghetti e altri tipi di pasta.

Perché è importante utilizzare il grano saraceno? Le seguenti sono solo alcune delle molte ragioni per farlo:

- È ricco di fibre, quindi ti aiuterà a digerire bene e a prevenire la costipazione - È quasi completa di proteine e contiene alcuni amminoacidi che il tuo corpo non può produrre - È senza glutine, quindi potrebbe essere la scelta migliore se stai cercando di evitare il glutine o hai un'allergia. Ha molti componenti nutrizionali, come zinco, magnesio, rame e vitamina E e B, che rilassano i vasi sanguigni, aiutano la circolazione e abbassano la pressione sanguigna e il colesterolo. Può stabilizzare i livelli di zucchero nel sangue ed è una buona scelta per coloro che soffrono di diabete - È a basso contenuto di calorie, motivo per cui fa parte della dieta Sirt, in particolare per coloro che stanno cercando di tenere sotto controllo l'apporto calorico - Rafforza le pareti dei capillari - Poiché è ricco di fibre insolubili, può aiutare a gestire i calcoli biliari

È un'ottima aggiunta alla dieta di quasi tutti. Poiché non causa problemi di digestione, è considerato il miglior sostituto del grano. Inoltre, è consigliato per le persone allergiche al glutine.

Cosa sappiamo sul matcha?

Il matcha è un altro alimento popolare nella dieta Sirt che dovresti provare. È in realtà presente nella cultura giapponese dal 1200 circa. In Oriente, è una bevanda popolare. Il tè verde matcha è diverso dal tè verde normale per il modo in cui le foglie vengono preparate. La stessa pianta, un arbusto di origine cinese, è la fonte di tutti i tè. Questo produce molte foglie di tè, come il tè bianco, il tè nero e oolong. Il tè verde matcha è prodotto in modo diverso e non è così elaborato come il tè verde comune. In questo modo, le foglie non vengono mai riscaldate e i nutrienti rimangono all'interno. Il tè verde normale viene preparato e essiccato al sole durante la produzione, mentre il tè Matcha viene preparato all'ombra.

Il tè verde matcha è un liquido verde brillante. Questa è la prima differenza rispetto al normale tè verde, che è più polveroso perché viene fatto bollire.

Consumando la versione più mite del tè verde, ricevi molti più nutrienti rispetto alle sole foglie. Per questo motivo, il matcha è il tè verde ideale.

Sebbene abbia un sapore erbaceo, è molto più ricco e burroso. Puoi combinarlo con latte non vaccino, stevia e estratto di vaniglia. Inoltre, funziona bene con alcune delle altre bevande dietetiche, come il centrifugato verde.

Quindi, qual è il motivo per scegliere il Matcha? Qual è il vantaggio? Il Matcha ha molti benefici per la tua salute, quindi puoi trovare molte informazioni qui sotto.

- È uno dei "supercibi" più potenti di oggi; contiene circa sei volte la quantità di antiossidanti di alimenti come mirtilli, cioccolato fondente e persino spinaci.

Perché un solo cucchiaino di matcha è così potente?

- Rispetto al normale tè verde, ha anche più antiossidanti. Contiene l'eGCG, un componente che aiuta il cuore, migliora il metabolismo e riduce l'invecchiamento del corpo.

- Può aiutare a migliorare la qualità degli allenamenti perché fornisce energia naturale e riduce anche la probabilità di infiammazione.

- La sua elevata quantità di antiossidanti può prevenire il cancro perché combatte i radicali liberi nel corpo.

- Contiene anche clorofilla, un pigmento delle piante che illumina la pelle, protegge il cuore e il sangue e previene l'infiammazione delle articolazioni.

- Un bicchiere di tè Matcha contiene dieci volte più nutrienti rispetto al normale tè verde.

- Migliora il metabolismo e aiuta a prevenire i livelli di energia elevati e bassi che il caffè può causare.

- È un integratore olistico che aiuta a perdere peso. Sebbene non sia un ottimo sostituto di una dieta equilibrata, può aiutare il metabolismo e aumentare naturalmente l'energia.

- È classificato come bevanda calmante perché contiene L-teanina, che può ridurre l'ansia e aumentare la sensazione di relax.

- Un cucchiaino contiene circa 35 mg di caffeina, molto meno del caffè nero, quindi può essere utilizzato come sostituto del caffè se sei sensibile alla caffeina.

Tutto questo suona promettente, e poiché è un alimento vegetale, ti aiuterà sicuramente. Anche se non può sostituire la creazione di abitudini sane a lungo termine, è comunque un modo utile per aiutarti a prendere il giusto ritmo.

Quali sono i modi in cui puoi goderti il Matcha? È come il tè normale, ma dovrai passarlo in un infusore in modo leggermente diverso. Ovviamente, prima di farlo bollire, lascialo riposare e poi mescola la polvere. La schiuma si rilascerà naturalmente. Se ti piace, puoi anche frullarlo come bevanda simile al caffè o aggiungere del latte per renderlo un po' più cremoso.

Tuttavia, il vantaggio principale del tè verde Matcha è questo: In realtà, puoi usare questo per sostituire i "super cibi" verdi e funziona bene con qualsiasi frullato. In alcuni casi, è persino possibile seguire le ricette originali che utilizzano il Matcha come ingrediente principale. Per ottenere gli effetti desiderati e preparare quegli alimenti che sono fondamentali per la dieta Sirt, un cucchiaino intero o addirittura mezzo è più che sufficiente.

È una combinazione fantastica con brownies, tartufi e persino gelati. Può essere mescolato con ghiaccio e latte per produrre il famoso "latte" americano. Si acquista solitamente nei negozi alimentari biologici, ma probabilmente sarà costoso. È un vero e proprio investimento, ma sicuramente a lunga durata, quindi fai attenzione a fare bene i conti prima di iniziare.

Scomparsa Del Metabolism

Il nome assomiglia a quello di un film horror di Dario Argento.
A causa della sua pericolosità e diffusione, viene definita dalla medicina come una condizione clinica che richiede particolare attenzione.
I rischi includono:
- Glicemia superiore a 110 mg/dl a digiuno (100 mg/dl secondo l'ADA).
- Concentrazioni di trigliceridi nel sangue superiori a 150 mg/dl.
- Pressione arteriosa maggiore di 130/85 mmHg
- Una circonferenza della pancia superiore a 102 centimetri per i maschi o 88 centimetri per le femmine
- Colesterolo HDL inferiore a 40 mg/dl per gli uomini o a 50 mg/dl per le donne.
Il soggetto è in una fascia di rischio elevata per malattie come obesità, diabete, problemi cardiovascolari e steatosi epatica (fegato grasso) se questi fattori vengono combinati.

Il sovrappeso, l'avanzare dell'età e uno stile di vita inadeguato sono i principali fattori di rischio. L'incidenza della sindrome metabolica è in aumento tra i giovani adulti ed adolescenti a causa del fatto che molti bambini e ragazzi oggi devono affrontare il problema del peso. Due problemi che affliggono la nostra società sono l'alimentazione sbagliata e il poco movimento.

L'iperinsulinemia (livelli elevati di insulina nel sangue e resistenza a questo ormone) è il risultato di un squilibrio del metabolismo degli zuccheri e dei grassi causato dal grasso che si deposita principalmente nella regione addominale.

Credo che, nonostante i progressi della medicina negli ultimi cento anni, il progresso di alcune malattie note e l'insorgere di altre malattie prime sconosciute siano aumentati.

La sindrome metabolica aumenta il rischio di malattie renali, oculari, epatiche e cardiovascolari.

La maggior parte delle persone affette da questa condizione è in buona salute e non mostra sintomi specifici. per questo motivo ignora spesso la sua presenza. L'insulina, il silenzioso assassino, è il personaggio principale di questa condizione.

Per poter assorbire il glucosio ematico e mantenere i livelli glicemici nella norma, le cellule richiedono una quantità di insulina superiore alla norma quando si instaura una condizione di insulino-resistenza. Le cellule beta del pancreas, che sono responsabili della produzione di insulina, lavorano molto di più in condizioni simili e vanno incontro an un lento processo degenerativo.

I primi mattoncini per il diabete sono così messi in atto.

In molti casi, una persona con sindrome metabolica non è propriamente malato, ma ha un'alta probabilità di diventarlo se non cambia il proprio stile di vita. Quindi, la sindrome metabolica è un segnale che ci spinge a regolare le nostre abitudini tenendo sotto controllo il peso e il livello di stress, principalmente attraverso una dieta sana e un'attività fisica regolare. Questa è la scelta migliore per la cura.

Poiché il sovrappeso è responsabile della maggior parte dei casi di sindrome metabolica, la moderazione calorica è importante. Di conseguenza, raggiungere il peso forma consente di riequilibrare i valori lipidemici, glicemici e pressori nella maggior parte dei casi.

Dopo aver provato in prima persona questa situazione, il mio consiglio è di rivolgerti an uno specialista in nutrizione, e perché no, anche an un personal trainer, an un amico sportivo o a qualcuno in cui hai piena fiducia.

La decisione è la prima cosa da fare.

Ti racconterò presto la mia esperienza e scoprirai come ho ottenuto il cambiamento di stile di vita. Puoi fare gli stessi piccoli passi che ho fatto io ogni giorno.

Questo è un piccolo problema per chi è sovrappeso.

L'almanacco Del Successo

Rendilo un problema per tutta la famiglia.

Chiedi a tua madre, padre, marito, moglie, amante, amici e chiunque altro faccia parte della tua vita di aiutarti e sostenerti. L'obiettivo è cambiare uno stile di vita o una dieta che sia vantaggioso per la famiglia e/o la comunità. In generale, i bambini che utilizzeranno subito queste informazioni avranno risultati migliori.

Inizia piccolamente.

È più facile attenersi a cambiamenti moderati e intelligenti rispetto a cambiamenti insoliti e non convenzionali.

Inizia a ridurre le porzioni di pasti ricchi di carboidrati e inizia con un piatto di verdure verdi nutrienti. Occorrono venti minuti affinché il tuo cervello capisca che sei sazio mangiando e masticando lentamente. È per questo motivo che devi goderti il cibo e mantenere la concentrazione. Assaporalo.

La rimozione di distrazioni come la televisione, il computer o il telefono cellulare può aiutarci a concentrarci sul cibo.

Quando sei pieno, devi smettere di mangiare.

Prepara pasti e spuntini ogni giorno. Il saltare la colazione, il pranzo o la cena può farti sentire come se non ci fosse un pasto successivo. Il consumo di uno o due spuntini può essere controllato.

Utilizza un diario alimentare per registrare le tue emozioni e le cose che mangi.

Mangiamo frequentemente determinati alimenti durante momenti emotivi specifici. Rileggere queste informazioni ci consentirà di capire gli errori e lavorare sulla gestione delle emozioni in primo luogo. Fai dieci respiri profondi rilassanti ogni volta che sei preso da una cattiva sensazione o pensiero. Per sentirsi meglio, non devi mangiare quella golosa barretta piena di zuccheri.

Non tutte le bevande sono perfette.

Il contenuto calorico e zuccherino delle bevande alcoliche e analcoliche è sorprendente. Le bevande in lattina note hanno più di 25 grammi di zucchero.

Per favore non bere succhi di frutta dolci.

Se sei sete, bevi acqua.

Evitare di mangiare fuori.

Scegli di mangiare sano se non sei invitato an una cena, un pranzo o una festa.

Molti dipendenti devono mangiare i pasti sbrigativi in mense o bar. Nonostante ciò, nessuno ti vieta di portare da casa il cibo che è già pronto per essere consumato. Puoi evitare la tensione, evitare le code per ordinare e pagare e soprattutto goderti il pasto che hai preparato con amore per te stesso.

Centri tutte le tue facoltà sul cibo mentre mangi con l'obiettivo di apprezzare ciò che stai mangiando.

Basta un po' di pianificazione e puoi preparare i tuoi pasti senza assaggi la mattina svegliandosi un po' prima, la sera mentre prepari la cena, oppure prima di andare a dormire.

Non ci sono strade alternative.

Non prendere pillole dimagranti, beveroni miracolosi o qualsiasi altro farmaco che ti impedisce di mangiare troppo a meno che tu non venga consigliato da un dietologo. Ricorda che il cibo rimane sempre un piacere da condividere e un momento di gratitudine e felicità verso te stesso, e il tuo corpo ha bisogno di nutrirsi.

Scopri un nuovo te che si muove.

In questi giorni, le palestre offrono un'ampia varietà di attività di gruppo per persone di tutte le età e per persone di ogni livello di preparazione.

Il movimento ti consentirà di sbloccare il tuo metabolismo, il che ti consentirà di bruciare più calorie e perdere grasso.

Impara a trovare un compagno di avventura: Imparare insieme, ma senza parlare troppo, può essere emozionalmente vantaggioso e soprattutto motivante per condividere un obiettivo comune!

Non vuoi impegnarti come atleta amatoriale? Trova modi diversi per adattare l'esercizio alla tua giornata! Ogni giorno, vai a lavoro a piedi o in bici, parcheggia un po' più lontano per fare più passi di quelli che fai di solito, sali e scendi più volte le scale e fai una bella passeggiata! Per iniziare, qualsiasi cosa ti faccia muovere va bene.

sviluppare i muscoli.

Un allenamento isotonico o con i pesi ti consente di consumare più calorie e ti aiuta a raggiungere i tuoi obiettivi di riduzione del peso dandoti un corpo tonico e modellato.

Perdonati.

Tutte le persone che hanno tentato di rimettersi in forma hanno accettato la sfida, a volte fallendo. Questa potrebbe essere l'occasione giusta per iniziare con una nuova mentalità. Volta pagina e perdona gli errori che hai commesso.

Fai un tentativo. Rimedia al tuo errore il giorno successivo.

il compagno degli italiani.

Non è la cucina più famosa delle pubblicità né la D'Urso! Intendo parlare della televisione.

amichevole, amichevole, attraente e utile, ma terribilmente pericolosa.

Perché non è il posto giusto, sorvoliamo sulla qualità dei programmi.

La permanenza a lungo termine davanti alla TV, agli smartphone, ai computer o a qualsiasi altro dispositivo elettronico induce una propensione cronica all'inattività motoria (il tempo vola!) e al consumo di alimenti malsani.

Quante volte hai mangiato gelato, patatine, pizze e birra durante la visione di un film? Hai notato che la tua amica probabilmente ti ha suggerito molte delle cose che hai mangiato o che hai mangiato attraverso le pubblicità? È già una buona ragione per rinunciare a questo.

Inizia con un set di regole. Dato un massimo di ore di televisione o di altri dispositivi elettronici al giorno.

Ti preoccupa il rimanente (spesso enorme) tempo libero? Fai sport, legga, studia o cammina! È un'ottima novità, vero? Molto tempo della giornata viene semplicemente speso male.

Tuttavia, le abitudini possono essere modificate!

Dormi abbastanza.

Sempre più ricerche mostrano che un riposo notturno dignitoso è fondamentale per il benessere e può aiutare a perdere peso e mantenere il peso abbassando i livelli di cortisolo, anche noto come ormone dello stress.

I dati scientifici indicano che gli adulti dovrebbero dormire circa 7/8 ore alla notte, gli adolescenti circa 8/9 ore e i bambini circa 10/12 ore alla notte.

Fai un esempio positivo ai tuoi figli.

su tutto ciò che è stato affermato finora.

Le basi del benessere possono essere stabilite in qualsiasi momento, e ci sono prove convincenti che i primi anni di un bambino, nonché la gravidanza, possono avere un impatto significativo sul loro peso e sulle loro abitudini.

Rilassati.

Il mondo moderno è pieno di stress ogni giorno. Questa è una cosa normale nella vita.

Quando questi oneri diventano eccessivi, possono avere un impatto negativo sul nostro benessere e spingerci ad un'alimentazione squilibrata e all'inattività, il che porta al corpo ad ingrassare.

Il metodo più efficace per gestire lo stress è probabilmente anche il metodo più efficace per combattere l'aumento di peso: il movimento corporeo normale. Sono ripetitivo, ma questo è un concetto che devi incorporare nel tuo stile di vita.

Allo stesso modo, possono aiutarti a fare esercizi di respirazione e meditazione.

Gli album da colorare per adulti e i giochi di logica, come sudoku, cruciverba e quiz, sono stati molto utili per calmare i nervi. Scaricando tutte le sensazioni negative e l'ansia, riesco a concentrarmi su altro per una buona mezz'ora. Non tenere conto della fame nervosa.

Scopri il tuo modo!